2019—2020 年度

中国肺癌临床研究进展

U0349492

主　编　吴一龙　涂海燕

副主编　魏雪武　刘思阳

编　者（以姓氏汉语拼音为序）

陈志勇　邓秋梅　高玉儿　洪慧昭　蒋　杰　揭光灵

李家康　卢红莲　鲁　畅　彭伦希　苏俊威　孙　浩

王涵敏　伍思培　杨　蕾　杨明意　杨潇蓉　杨雄雯

杨学宁　姚艺慧　尹　凯　曾康辉　张嘉涛　张一辰

郑媚美　钟育敏　周嘉莹　周文斌

人民卫生出版社

·北　京·

版权所有，侵权必究！

图书在版编目（CIP）数据

2019—2020 年度中国肺癌临床研究进展 / 吴一龙，涂海燕主编 . —北京：人民卫生出版社，2021.12

ISBN 978-7-117-32317-8

I. ① 2… Ⅱ. ①吴…②涂… Ⅲ. ①肺癌－研究进展－中国－2019-2020 Ⅳ. ①R734.2

中国版本图书馆 CIP 数据核字（2021）第 220781 号

| 人卫智网 | www.ipmph.com | 医学教育、学术、考试、健康，购书智慧智能综合服务平台 |
| 人卫官网 | www.pmph.com | 人卫官方资讯发布平台 |

2019—2020 年度中国肺癌临床研究进展

2019—2020 Niandu Zhongguo Feiai Linchuang Yanjiu Jinzhan

主　　编：吴一龙　涂海燕
出版发行：人民卫生出版社（中继线 010-59780011）
地　　址：北京市朝阳区潘家园南里 19 号
邮　　编：100021
E - mail：pmph @ pmph.com
购书热线：010-59787592　010-59787584　010-65264830
印　　刷：北京汇林印务有限公司
经　　销：新华书店
开　　本：787×1092　1/16　印张：5
字　　数：112 千字
版　　次：2021 年 12 月第 1 版
印　　次：2021 年 12 月第 1 次印刷
标准书号：ISBN 978-7-117-32317-8
定　　价：48.00 元

打击盗版举报电话：010-59787491　E-mail：WQ @ pmph.com
质量问题联系电话：010-59787234　E-mail：zhiliang @ pmph.com

前　言

　　肺癌是全世界癌症死亡的头号杀手,而临床试验是新的癌症诊断和治疗方法进入临床实践的必经之路。近 10 余年来,中国研究者在肺癌临床研究和肿瘤新药研发方面的进步和贡献日益彰显。本书收录了 2019 年 8 月 1 日至 2020 年 7 月 31 日中国临床研究者主导和 / 或参与发表的临床研究结果,基于其对国内外肺癌临床实践的影响和对肺癌患者生存的意义,对已发表的文献进行述评和展望;通过三大国内外临床试验的网站(临床试验登记与信息公示平台、中国临床试验注册中心和 ClinicalTrials.gov)检索中国研究者主导和参与的正在进行的临床试验,得到了超过 1 000 条在中国开展的临床试验信息,包括药物注册临床试验和研究者发起的药物临床试验。本书对各类正在进行和已经发表的临床试验的发起者、参与单位、试验分期、研究药物种类等进行了分析、归纳和总结。通过阅读本书,可以了解在过去的一年中中国研究者在新药研究和临床试验创新方面做出的贡献,熟知影响临床实践的重要研究;可以了解中国肺癌临床试验的现状和发展趋势,把握创新性研究的脉搏。本书适合从事医药行业的研究生、临床医生和从事新药研发的专业人员阅读。

吴一龙　涂海燕

2021 年 4 月

目　录

一、中国研究者主导或参与完成的肺癌临床研究

【检索方法】

为了解 2019—2020 年度中国研究者在肺癌领域已发表的临床研究结果,我们在 PubMed(https://pubmed.ncbi.nlm.nih.gov/)上检索 2019 年 8 月 1 日—2020 年 7 月 31 日中国研究者参与发表的肺癌临床研究相关文献,共检索得到 738 篇文献,经过筛选后有 76 篇文献符合本资料目的,文献检索和筛选的方法见图 1。

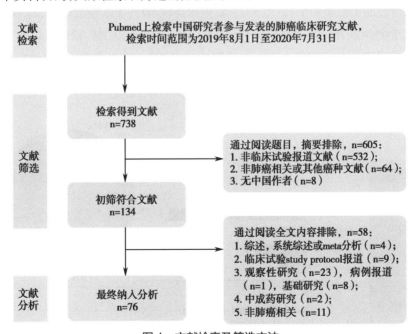

图 1 文献检索及筛选方法

【肺癌相关临床研究概况】

从临床研究的范围来看(图 2),国际多中心、国内多中心临床研究及国内单中心依次占

比分别为 28.9%（22/76）、19.7%（15/76）及 38.2%（29/76）；在国内临床试验中（单中心和多中心），Ⅲ期、Ⅱ期、Ⅰ期临床试验分别占比 15.4%（8/52）、42.3%（22/52）和 21.2%（11/52）；国际临床试验中，Ⅲ期、Ⅱ期和Ⅰ期临床试验分别占 25.0%（6/24）、37.5%（9/24）及 37.5%（9/24）。

从文献的主要结果来看（见图 2），报道结果为主要终点、次要终点、探索性分析的文献分别占 77.6%（59/76）、14.5%（11/76）及 7.9%（6/76）。

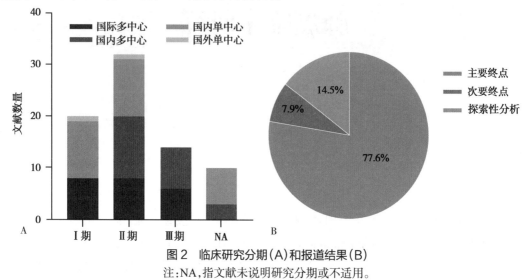

图 2　临床研究分期（A）和报道结果（B）

注：NA，指文献未说明研究分期或不适用。

从临床研究的干预类型来看（图 3），主要包括药物治疗、手术及放疗等，其中药物治疗最多，占比约 78.9%（60/76）；在药物研究中，主要以靶向治疗（53.3%，32/60）、抗血管生成治疗（20.0%，12/60）及免疫治疗（PD-1/PD-L1 抑制剂）（16.7%，10/60）为主，靶向治疗的靶点包括 *EGFR*（37.5%，12/32）、*ALK/ROS1*（18.8%，6/32）、*MET*（15.6%，5/32）、*HER2*（9.4%，3/32）、*NTRK*（3.1%，1/32）及 *RAF*（3.1%，1/32）。

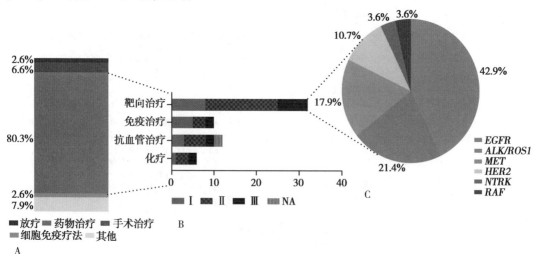

图 3　干预类型（A）和药物类型分布（B、C）

注：NA，指无明确靶点要求。

从文献发表的杂志的影响力来看,影响因子区间多在 0~4 之间(图 4),占 42.1%(32/76),5~9、10~19、20~29、≥30 分别占 22.4%(17/76)、14.5%(11/76)、5.3%(4/76)、15.8%(12/76)。从发表杂志分区角度来看,文章主要发表在 1 区和 2 区杂志上(中科院 JCR 分区),分别为 39.5%(29/76)和 36.8%(28/76),3 区、4 区的占比分别为 13.2%(10/76)和 9.2%(7/76)。

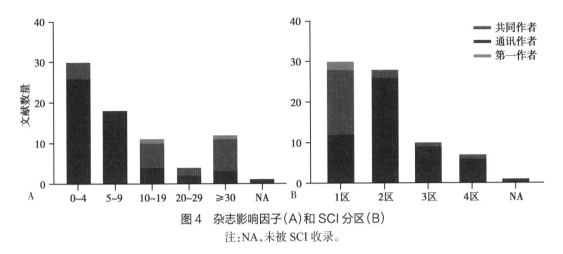

图 4　杂志影响因子(A)和 SCI 分区(B)

注:NA,未被 SCI 收录。

在 54 篇以中国研究者作为第一作者 / 通讯作者发表的文献中,出现频率较高的单位依次为中国医学科学院北京协和医院、中山大学附属肿瘤医院、浙江省肿瘤医院,分别占比 14.8%(8/54)、11.1%(6/54)、5.6%(3/54)。发表在影响因子>10 分杂志且通讯作者 / 第一作者为中国研究者的文献有 11 篇(图 5),广东省人民医院及中山大学肿瘤医院最多,占 22.2%(2/11)。

(一) 改变临床实践的临床研究(表 1)

表 1　改变临床实践的临床研究

题目	杂志 / 年份	中国作者排名	研究设计	研究对象	线数	靶点	研究药物	药物类型
Overall Survival with Osimertinib in Untreated, *EGFR*-Mutated Advanced NSCLC[1]	NEJM/2019	共同作者	Ⅲ期、国际多中心、随机、对照	晚期非小细胞肺癌	一线	EGFR	奥希替尼	EGFR-TKI
Updated overall survival and final progression-free survival data for patients with treatment-naive advanced *ALK*-positive non-small-cell lung cancer in the ALEX study[2]	Annals of Oncology/2020	第一作者	Ⅲ期、国际多中心、随机、对照	晚期非小细胞肺癌	一线	ALK	阿来替尼	ALK-TKI

续表

题目	杂志/年份	中国作者排名	研究设计	研究对象	线数	靶点	研究药物	药物类型
Efficacy and safety of sintilimab plus pemetrexed and platinum as first-line treatment for locally advanced or metastatic nonsquamous non-small cell lung cancer：a randomized, double-blind, phase 3 study（ORIENT-11）[3]	J Thorac Oncol/2020	通讯作者/第一作者	Ⅲ期、国内多中心、随机、对照	晚期非鳞非小细胞肺癌	一线	PD-1	信迪利单抗	PD-1抗体
Efficacy, safety, and biomarker analysis of ensartinib in crizotinib-resistant, *ALK*-positive non-small-cell lung cancer：a multicentre, phase 2 trial[4]	Lancet Respir Med/2020	通讯作者/第一作者	Ⅱ期、国内多中心、非对照	晚期非小细胞肺癌	二线或以上	ALK	恩沙替尼	ALK-TKI

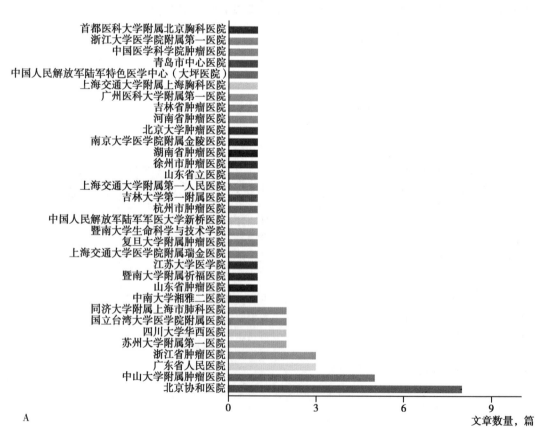

A

文章数量,篇

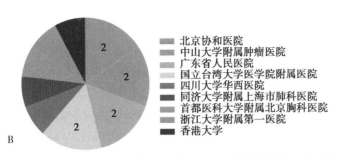

图 5　中国通讯/第一作者机构分布(A)和 IF＞10 的通讯/第一作者机构(B)

1. 一线奥希替尼治疗显著延长 *EGFR* 敏感突变阳性晚期 NSCLC 总生存期

FLAURA 是研究奥希替尼(osimertinib)用于一线治疗表皮生长因子受体(epidermal growth factor receptor, *EGFR*)突变非小细胞肺癌(non-small cell lung cancer, NSCLC)患者疗效和安全性的Ⅲ期临床试验。基于 FLAURA 的主要研究终点结果,国家药品监督管理局(National Medical Products Administration, NMPA)在 2019 年 9 月 3 日批准奥希替尼用于一线治疗 *EGFR* 敏感突变阳性晚期 NSCLC 的适应证,随后最终生存随访数据发表于 *New England Journal of Medicine*[1]。

在 FLAURA 试验中,556 例先前未经治疗的 *EGFR* 突变(19 外显子缺失或 21 外显子 L858R 突变)的晚期 NSCLC 患者按 1∶1 的比例随机分配接受奥希替尼(80mg q.d.)或另外两种 EGFR 酪氨酸激酶抑制剂的一种(吉非替尼 250mg q.d.;厄洛替尼,150mg q.d.)。次要终点是总生存期(overall survival, OS)。研究结果显示,接受奥希替尼治疗的患者的总生存期 OS 显著高于接受对照组(吉非替尼或厄洛替尼),奥希替尼组的中位 OS 为 38.6 个月[95% 置信区间(confidence interval, CI):34.5~41.8 个月],而对照组的中位 OS 为 31.8 个月[死亡风险比(hazard ratio, HR):0.80;P=0.046]。经过至少 39 个月的随访,奥希替尼组的中位 OS 比对照组长了 6.8 个月,即使存在对照组治疗失败后交叉使用奥希替尼的情况,死亡风险也降低了 20%。此外,在 36 个月时,奥希替尼组继续接受分配的试验药物的患者是对照组中的 3 倍。奥希替尼是首个有明确 OS 获益的 EGFR 酪氨酸激酶抑制剂,该试验的研究结果使得各大指南(CSCO、NCCN、ESMO)都优先推荐奥希替尼作为晚期 *EGFR* 突变的 NSCLC 的一线治疗。

2. 一线阿来替尼治疗 *ALK* 融合阳性 NSCLC 五年总生存率达 62.5%

ALEX 是研究阿来替尼(alectinib)用于一线治疗间变性淋巴瘤激酶(anaplastic lymphoma kinase, *ALK*)融合阳性 NSCLC 患者疗效和安全性的Ⅲ期临床试验。根据 ALEX 主要研究终点结果,NMPA 已在 2018 年 8 月 15 日批准阿来替尼用于一线治疗 *ALK* 融合阳性晚期 NSCLC 的适应证,现该研究疗效更新数据发表于 *Annals of Oncology*[2]。

ALEX 研究入组ⅢB 期或Ⅳ期 *ALK* 阳性的 NSCLC 初治患者。入组患者随机接受阿来替尼 600mg b.i.d.(n=152)或克唑替尼 250mg b.i.d.(n=151),直到疾病进展或死亡。主要终点是研究者评估的 PFS（progression free survival），次要终点包括客观缓解率、OS 和安全性。2017 年发表的主要终点数据已经证实，与克唑替尼相比，阿来替尼能显著改善 ALK 阳性患者的中位 PFS（median PFS，mPFS）。此次更新结果展示了最终 PFS 数据：与克唑替尼相比，阿来替尼的 PFS 显著延长（HR 0.43；95% 置信区间：0.32~0.58；mPFS：34.8 vs. 10.9 个月）。OS 数据尽管仍然不成熟，但是阿来替尼组的 5 年 OS 率为 62.5%，高于克唑替尼组（5 年 OS 率为 45.5%）。这显示在 ALK 阳性 NSCLC 中，一线使用阿来替尼较克唑替尼可以改善患者的总生存时间。值得注意的是，在基线有中枢神经系统转移的患者中，阿来替尼组的 mPFS 达到了 25.4 个月，而克唑替尼组为 7.4 个月（HR 0.37；95% 置信区间：0.23~0.58），这提示阿来替尼在脑转移患者同样优于克唑替尼。这是首个显示第二代 ALK 酪氨酸激酶抑制剂较克唑替尼能够改善初治 ALK 阳性 NSCLC 患者 OS 的全球随机研究。

3. 信迪利单抗联合化疗获批晚期非鳞非小细胞肺癌适应证

2021 年 2 月，NMPA 批准信迪利单抗（sintilimab）联合培美曲塞和铂类用于一线治疗非鳞状 NSCLC 的新适应证申请。该适应证批准是基于 Ⅲ 期随机对照双盲临床试验 ORIENT-11 的数据，相关结果已发表于 Journal of Thoracic Oncology[3]。

ORIENT11 研究共纳入来自中国 47 家医院的 397 例初治的局部晚期或转移性非鳞 NSCLC 患者，按 2∶1 随机分配至信迪利单抗组（n=266）或安慰剂组（n=131）。患者每 3 周接受一次信迪利单抗（200mg）或者安慰剂联合培美曲塞和铂类诱导治疗，4 周期后序贯每 3 周一次的信迪利单抗或者安慰剂联合培美曲塞维持治疗 2 年，治疗期间内出现疾病进展、难以忍受的不良事件或撤出知情同意书才停止用药。安慰剂组的患者在影像学疾病进展后视条件接受信迪利单抗单药治疗。该研究的主要终点是独立评价委员会评估的 PFS，次要终点包括 OS、客观有效率（objective response rate，ORR）、疾病控制率（disease control rate，DCR）等。截至 2019 年 11 月 15 日，中位随访时间为 8.9 个月。信迪利单抗组 227 例（85.3%）和安慰剂组 105 例（80.2%）完成 4 个周期的诱导治疗并接受维持治疗。信迪利单抗组的 mPFS 明显长于安慰剂组（8.9 个月 vs. 5.0 个月；HR 0.48；95% 置信区间：0.36~0.64）。两组的中位 OS 尚未达到，但是信迪利单抗组 mOS 有改善趋势（HR：0.61；95% 置信区间：0.40~0.93）。信迪利单抗组的 ORR 为 51.9%（95% 置信区间：45.7%~58.0%）显著高于安慰剂组的 29.8%（95% 置信区间：22.1%~33.4%），P=0.000 03。DCR 在信迪利单抗组为 86.8%，安慰剂组为 75.6%。总体而言，信迪利单抗联合化疗耐受性良好，与不良事件相关的停药率为 6.0% 和死亡率为 2.3%。

4. 恩沙替尼获批克唑替尼耐药后 ALK 阳性 NSCLC

2020 年 11 月 19 日，NMPA 批准恩沙替尼（ensartinib）用于治疗此前接受过克唑替尼治疗后进展的或者对克唑替尼不耐受的 ALK 阳性的局部晚期或转移性 NSCLC 患者。该申请适应证基于中山大学肿瘤医院团队牵头的一项临床研究，相关研究结果发表在 Lancet Respiratory Medicine[4]。

3%~5% 的 NSCLC 患者会发生 *ALK* 基因重排,这些患者在第一代 ALK 抑制剂克唑替尼治疗 1 年后通常会发生耐药[5]。张力教授团队领导开展了一项前瞻性、多中心、开放标签、单臂 II 期研究,评估了国产小分子 TKI 恩沙替尼对克唑替尼耐药的 *ALK* 阳性的 NSCLC 患者的疗效和安全性。此研究主要终点是独立评价委员会评估的 ORR,次要终点是 DCR、颅内 PFS、颅内缓解时间等。在接受至少一次恩沙替尼治疗的所有入组患者中评估安全性。在 2017 年 9 月 28 日—2018 年 4 月 11 日期间,160 名患者被纳入研究,并接受了至少一次恩沙替尼治疗(安全性分析集)。4 例患者不符合分析标准,被排除在疗效分析之外。截至 2019 年 4 月 29 日,中位随访时间为 294 天(四分位间距:125~420 天)。在 156 例可评估患者中,中位 PFS 为 9.6 个月(7.4~11.6 个月)。在独立评价委员会可评价客观疗效的 147 例患者中,ORR 为 52%(95% 置信区间:43%~60%),DCR 为 93%。经独立评价委员会评估的 40 例基线可测量的脑转移患者中,颅内 ORR 为 70%(95% 置信区间:53%~83%),颅内 DCR 为 98%。75 名患者(75/147,51%)在基线血检中检测到了 *ALK* 融合,其中 93% 为 *EML4-ALK* 融合。在外周血检测到 *ALK* 继发性突变的 45 名患者中,20(44%)名患者得到了客观缓解。从研究中可以发现,恩沙替尼对多种耐药突变位点如 F1174L/V、G1269A、C1156Y 及 T1151 都具有非常好的抑制效果。最常见的治疗相关不良事件是皮疹(56%)、丙氨酸转氨酶浓度升高(46%)和天冬氨酸转氨酶浓度升高(41%),但大多为 1 级或 2 级。8 名患者因不可耐受的不良反应停药,4 名患者因药物毒副作用停药。大多数患者在治疗期间症状量表得分评估为改善或者稳定。

研究结果表明,恩沙替尼在克唑替尼耐药、*ALK* 阳性的 NSCLC(包括脑转移患者)中具有较好的活性和良好的耐受性。

(二)重要的临床研究进展(表 2)

表 2　重要的临床研究进展

题目	杂志/年份	中国作者排名	研究设计	研究对象	线数	研究药物/干预措施	药物类型	药物靶点
EGFR 突变								
Ramucirumab plus erlotinib in patients with untreated, *EGFR*-mutated, advanced non-small-cell lung cancer (RELAY): a randomised, double-blind, placebo-controlled, phase 3 trial[6]	Lancet Oncol/2019	共同作者	III 期、国际多中心、随机对照	晚期非小细胞肺癌	一线	厄洛替尼+雷莫芦单抗	EGFR-TKI+VEGFR 抗体	EGFR+VEGFR

续表

题目	杂志/年份	中国作者排名	研究设计	研究对象	线数	研究药物/干预措施	药物类型	药物靶点
Erlotinib Versus Gemcitabine Plus Cisplatin as Neoadjuvant Treatment of Stage ⅢA-N2 EGFR-Mutant Non-Small-Cell Lung Cancer（EMERGING-CTONG 1103）:A Randomized Phase Ⅱ Study[7]	J Clin Oncol/2019	通讯作者/第一作者	Ⅱ期、国内多中心、随机、对照	早期非小细胞肺癌	新辅助治疗	厄洛替尼	EGFR-TKI	EGFR
Osimertinib in Patients With Epidermal Growth Factor Receptor Mutation-Positive Non-Small-Cell Lung Cancer and Leptomeningeal Metastases:The BLOOM Study[8]	J Clin Oncol/2019	第一作者	Ⅰ期、国际多中心	晚期非小细胞肺癌	不限	奥希替尼	EGFR-TKI	EGFR
Osimertinib plus savolitinib in patients with EGFR mutation-positive,MET-amplified,non-small-cell lung cancer after progression on EGFR tyrosine kinase inhibitors:interim results from a multicentre,open-label,phase 1b study[9]	Lancet Oncol/2020	共同作者	Ⅰ期、国际多中心	晚期非小细胞肺癌	二线或以上	奥希替尼+沃利替尼	EGFR-TKI+MET-TKI	EGFR+MET
少见突变								
Entrectinib in ROS1 fusion-positive non-small-cell lung cancer:integrated analysis of three phase 1-2 trials[10]	Lancet Oncol/2020	共同作者	Ⅰ/Ⅱ期、国际多中心	晚期非小细胞肺癌	不限	恩曲替尼	NTRK/ROS1/ALK-TKI	ROS1
Tepotinib in Non-Small-Cell Lung Cancer with MET Exon 14 Skipping Mutations[11]	NEJM/2020	共同作者	Ⅱ期、国际多中心	晚期非小细胞肺癌	一线	特泊替尼	MET-TKI	MET
Entrectinib in patients with advanced or metastatic NTRK fusion-positive solid tumours:integrated analysis of three phase 1-2 trials[12]	Lancet Oncol/2020	共同作者	Ⅰ期、国际多中心	晚期实体瘤(包括肺癌)	不限	恩曲替尼	NTRK/ROS1/ALK-TKI	NTRK

续表

题目	杂志/年份	中国作者排名	研究设计	研究对象	线数	研究药物/干预措施	药物类型	药物靶点
Pyrotinib in *HER2*-Mutant Advanced Lung Adenocarcinoma After Platinum-Based Chemotherapy: A Multicenter, Open-Label, Single-Arm, Phase II Study[13]	J Clin Oncol/2020	通讯作者/第一作者	II期、国内多中心	晚期肺腺癌	二线或以上	吡咯替尼	HER-TKI	HER2
Lorlatinib in advanced *ROS1*-positive non-small-cell lung cancer: a multicentre, open-label, single-arm, phase 1-2 trial[14]	Lancet Oncol/2019	共同作者	I/II期、国际多中心	晚期非小细胞肺癌	不限	劳拉替尼	ALK-TKI	ROS1

其他Ⅲ期临床研究

题目	杂志/年份	中国作者排名	研究设计	研究对象	线数	研究药物/干预措施	药物类型	药物靶点
Biosimilar candidate IBI305 plus paclitaxel/carboplatin for the treatment of non-squamous non-small cell lung cancer[15]	Transl Lung Cancer Res/2019	通讯作者/第一作者	III期、国内多中心、随机、对照	晚期非鳞非小细胞肺癌	一线	IBI305	VEGF抗体	VEGF
A Phase III, randomized, double-blind, placebo-controlled, multicenter study of fruquintinib in Chinese patients with advanced nonsquamous non-small-cell lung cancer-The FALUCA study[16]	Lung Cancer/2020	通讯作者/第一作者	III期、国内多中心、随机、对照	晚期非鳞非小细胞肺癌	三线或以上	呋喹替尼	VEGFR-TKI	VEGFR
Microwave ablation plus chemotherapy versus chemotherapy in advanced non-small cell lung cancer: a multicenter, randomized, controlled, phase III clinical trial[17]	European Radiology/2020	通讯作者/第一作者	III期、国内多中心、随机、对照	晚期非小细胞肺癌	一线	微波消融术	NA	NA
Robot-assisted thoracoscopic surgery versus thoracotomy for c-N2 stage NSCLC: short-term outcomes of a randomized trial[18]	Transl Lung Cancer Res/2019	通讯作者/第一作者	III期、国内多中心、随机、对照	早期非小细胞肺癌	NA	手术	NA	NA

1. *EGFR* 突变重要临床研究进展

(1)雷莫芦单抗联合厄洛替尼获批用于 *EGFR* 敏感突变转移性非小细胞肺癌一线治疗

2020 年 5 月,美国 FDA 正式批准雷莫芦单抗(ramucirumab)联合厄洛替尼作为携带 *EGFR* 19 号外显子缺失或 21 号外显子突变的转移性 NSCLC 的一线治疗。该适应证批准是基于 RELAY 研究,相关结果已发表于 *Lancet Oncology*[6]。

临床前和临床数据支持在 *EGFR* 突变的非小细胞肺癌中同时抑制 EGFR 和 VEGF 通路具有协同作用,但临床实践中并未广泛使用。雷莫芦单抗是一种人 IgG1 VEGFR2 拮抗剂,RELAY 研究是一项对比联合厄洛替尼和雷莫芦单抗或安慰剂在未经治疗的 *EGFR* 突变转移性 NSCLC 患者中的疗效的全球性的、随机双盲的Ⅲ期临床试验,主要研究终点是在意向分析人群中研究者评估的 PFS。主要纳入标准是未经治疗的晚期 *EGFR* 敏感突变(*EGFR19* 缺失突变 */21L858R* 点突变)患者,不包括中枢神经系统转移患者。符合入组条件的患者按 1∶1 的比例随机分配,接受口服厄洛替尼(150mg/d)加静脉注射雷莫芦单抗(10mg/kg,q2w)或匹配安慰剂治疗。对所有接受至少一剂研究治疗的患者进行了安全性评估。2016 年 1 月 28 日—2018 年 2 月 1 日,449 名符合条件的患者被纳入并随机分配至雷莫芦单抗加厄洛替尼(n=224)或安慰剂加厄洛替尼(n=225)治疗。中位随访时间为 20.7 个月。在首次分析时,雷莫芦单抗联合厄洛替尼组的中位 PFS(19.4 个月,95% 置信区间:15.4~21.6 个月)显著长于安慰剂联合厄洛替尼组(12.4 个月,95% 置信区间:11.0~13.5 个月),分层危险比为 0.59(95% 置信区间:0.46~0.76,*P*=0.000 1)。在 221 例雷莫芦单抗加厄洛替尼组中有 159 例(72%)报告了 3~4 级治疗相关不良事件,而安慰剂加厄洛替尼组中有 121 例(54%)报告了 225 例治疗相关不良事件。雷莫芦单抗联合厄洛替尼组中最常见的 3~4 级治疗相关不良事件是高血压(24%)和痤疮样皮炎(15%),安慰剂加厄洛替尼组为痤疮样皮炎(9%)和丙氨酸转氨酶升高(8%)。在 221 例雷莫芦单抗联合厄洛替尼组和 225 例安慰剂 + 厄洛替尼组中分别有 65 例(29%)和 47 例(21%)报告了治疗相关的严重不良事件。在雷莫芦单抗联合厄洛替尼组中,最常见的严重不良事件是肺炎(3%)、蜂窝组织炎和气胸(2%);安慰剂加厄洛替尼组最常见的是发热(2%)和气胸(1%)。在雷莫芦单抗联合厄洛替尼组中,发生了一例因不良事件导致的研究中治疗相关死亡(胸膜脓胸胸腔引流术后血胸)。

(2)吉非替尼开启新辅助靶向治疗新征程

一项厄洛替尼对比吉西他滨联合顺铂新辅助治疗ⅢA-N2 期 *EGFR* 突变型 NSCLC(EMERGING-CTONG 1103)的随机Ⅱ期研究和一项单中心单臂的吉非替尼用于Ⅱ~Ⅲ期 *EGFR* 突变 NSCLC 患者新辅助治疗的Ⅱ期临床研究分别发表于 *Journal of Clinical Oncology* 和 *Journal of Thoracic and Cardiovascular Surgery*[7,19]。CTONG 1103 有重要临床实践意义,这一研究作为全球首项 *EGFR* 突变型肺癌术前应用 EGFR 酪氨酸激酶抑制剂诱导治疗的随机对照研究,提供了肺癌新辅助靶向治疗高级别证据,最终被纳入《亚太胸部肿瘤学组Ⅲ期肺癌专家共识》和《国际肺癌联盟术前诱导治疗多学科共识》推荐,开启了局部晚期肺癌治疗的新模式。复旦中山附属肿瘤医院团队也报道了一项单中心单臂的吉非替尼用于Ⅱ~Ⅲ期 *EGFR* 突变 NSCLC 患者新辅助治疗的Ⅱ期临床研究,该研究数据进一步佐证了这一靶向治疗新模式[19]。

广东省肺癌研究所团队领衔的 CTONG 1103 试验是一个多中心(中国 17 个中心)的开放标签的Ⅱ期随机对照试验,探究厄洛替尼对比吉西他滨联合顺铂作为新辅助 / 辅助治疗ⅢA-N2 期 *EGFR* 19 或 21 号外显子突变 NSCLC 患者的疗效。患者 1∶1 随机分组接受厄洛替尼 150mg/d(新辅助治疗,42 天;辅助治疗,最长 12 个月)或吉西他滨 1 250mg/m² 联合顺铂 75mg/m²(新辅助治疗,2 个周期;辅助治疗,最多 2 个周期)。术后 6 周及每 3 个月进行一次评估。主要终点为按实体瘤疗效评价标准(RECIST1.1 版)评价的 ORR;次要终点为病理完全缓解、PFS、OS、安全性和耐受性。研究一共筛选 386 例患者,72 例患者符合入组要求并随机分为厄洛替尼治疗组和化疗组,71 例纳入安全性分析(1 例患者在治疗前退出)。虽然新辅助厄洛替尼组的客观有效率数值上高于化疗组,ORR 分别为 54.1% 和 34.3%,但是差别未达到统计学意义(比值比为 2.26,95% 置信区间:0.87~5.84;*P*=0.092),因此未达到主要研究终点。两组均未发现病理完全缓解。厄洛替尼组中 31 例患者中有 3 例(9.7%)达到主要病理缓解(major pathological response,MPR),化疗组一共 23 例患者,均未发现 MPR。与化疗方案相比,厄洛替尼组的 mPFS 显著延长(21.5 个月 *vs.* 11.4 个月,HR 0.39;95% 置信区间:0.23~0.67;*P*<0.001)。观察到的不良事件跟以往报道相似。CTONG 1103 试验的结果是 2019 年肺癌领域的重要进展,该随机Ⅱ期试验首次探索了 EGFR-TKI 用于 *EGFR* 突变 NSCLC 患者新辅助治疗的有效性及安全性。

复旦中山附属肿瘤医院团队报道的吉非替尼用于Ⅱ~Ⅲ期 *EGFR* 突变 NSCLC 患者新辅助治疗的临床研究是一项单中心单臂、Ⅱ期临床试验[19]。在 2013 年 8 月—2015 年 10 月之间,35 例具有 *EGFR* 19 外显子缺失或 21 外显子 L858R 突变的可手术Ⅱ~ⅢA 期 NSCLC 患者纳入研究。患者在术前接受吉非替尼(250mg/d,持续 42 天)治疗,然后进行手术切除。主要终点是 ORR,次要终点是 MPR,无疾病生存期(disease-free survival,DFS),OS 和不良事件的发生率。在 33 例意向治疗人群中,客观有效率为 54.5%(95% 置信区间:37.7%~70.7%),MPR 率为 24.2%(95% 置信区间:11.9%~40.4%)。mDFS 为 33.5 个月(95% 置信区间:19.7~47.3 个月);OS 数据未成熟。皮肤毒性(24/35,68.6%)和胃肠道症状(17/35,48.6%)是最常见的不良事件,无 3 或 4 级不良事件。4 名患者有术后出现乳糜胸(4/33,12.1%)。与没有 MPR 的患者相比,MPR 的患者具有更长的 DFS(*P*=0.019)。这表明新辅助吉非替尼治疗Ⅱ~ⅢA 期 NSCLC 患者是安全的,对于具有 *EGFR* 突变的患者可能是一种可行的治疗方法,MPR 与更长 DFS 相关。

(3)特泊替尼 / 沃利替尼克服 EGFR-TKIs 治疗后 *MET* 耐药变异

广东省肺癌研究所团队领衔的一项开放性、多中心、随机对照Ⅰb/Ⅱ期研究(INSIGHT)和另一项多中心Ⅰb 期 TATTON 研究相继报道了 EGFR-TKI 联合 MET-TKI 克服 EGFR-TKIs 治疗后出现 *MET* 扩增耐药难题的最新结果,研究成果分别发表于 *Lancet Respir Med*[20] 和 *Lancet Oncology*[9]。

开放、多中心、随机对照的 INSIGHT 研究纳入了来自 6 个亚洲国家和地区 ECOG PS 评分 0 或 1 分、晚期或转移性 NSCLC 的成年患者（≥18 岁）。在 Ⅰb 期队列中,患者口服特泊替尼(tepotinib)300mg 或 500mg 联合吉非替尼 250mg,每日 1 次。在 Ⅱ 期队列中,*EGFR* 突变、T790M 阴性伴 MET 过表达或 *MET* 扩增的 NSCLC 患者(最初以 1:1 的比例,方案修改后以 2:1 的比例)随机分配到 Ⅱ 期推荐剂量的特泊替尼联合吉非替尼组或标准双铂化疗组。随机化是通过交互式语音响应系统集中进行的。主要终点是研究者评估的 PFS。次要终点包括 OS 和安全性。在 MET 过表达(IHC 3+)或 *MET* 扩增(平均基因拷贝数 ≥5 或 *MET* 与 7 号染色体着丝粒的比值 ≥2)患者中进行了亚组分析。根据意向性治疗原则评估药物疗效和患者特征,对至少接受一次研究药物的所有患者评估药物安全性。由于 Ⅱ 期纳入的患者数量少,研究提前终止,因此所有的分析都是探索性的。2013 年 12 月 23 日—2017 年 5 月 25 日,Ⅰb 期特泊替尼组纳入了 18 例患者(300mg n=6,500mg n=12),Ⅱ 期共纳入了 55 例患者(特泊替尼联合吉非替尼组 n=31,化疗组 n=24)。在 Ⅰb 期未观察到剂量限制毒性反应,所以 Ⅱ 期特泊替尼推荐剂量为 500mg。在 Ⅱ 期,两组间的生存结果相似:特泊替尼联合吉非替尼组 mPFS 为 4.9 个月(90% 置信区间:3.9~6.9 个月),化疗组 mPFS 为 4.4 个月(HR 0.67,90% 置信区间:0.35~1.28)。特泊替尼联合吉非替尼组 mOS 为 17.3 个月(90% 置信区间:12.1~37.3 个月),化疗组 18.7 个月(90% 置信区间:15.9~20.7 个月;HR 0.69,0.34~1.41)。在 34 例 MET 过表达(IHC 3+)的患者中,特泊替尼联合吉非替尼组比化疗组 PFS 和 OS 更长,mPFS 分别为 8.3 个月(90% 置信区间:4.1~16.6 个月)与 4.4 个月(90% 置信区间:4.1~6.8;HR 0.35,0.17~0.74);mOS 分别为 37.3 个月(90% 置信区间:24.2~37.3 个月）与 17.9 个月(90% 置信区间:12.0~20.7 个月;HR 0.33,0.14~0.76)。在 19 例 *MET* 扩增的患者中,特泊替尼联合吉非替尼组比化疗组 PFS 和 OS 更长,mPFS 分别为 16.6 个月(90% 置信区间:8.3 个月 ~ 不可估计）与 4.2 个月(90% 置信区间:1.4~7.0 个月;HR 0.13,0.04~0.43);mOS 分别为 37.3 个月与 13.1 个月(HR 0.08,0.01~0.51)。在特泊替尼联合吉非替尼组最常见的与治疗相关的 3 级及以上的不良反应是淀粉酶升高(16%)和脂肪酶升高(13%),化疗组为贫血(30%)和中性粒细胞减少(13%)。

另一项 Ⅰb 期 TATTON 研究中的一支子研究臂评估奥希替尼联合沃利替尼(savolitinib)的安全性和耐受性。这项多组、多中心、开放标签的 Ⅰb 期研究纳入了局部晚期或转移性、EGFR-TKIs 治疗进展后 MET 扩增的 *EGFR* 突变阳性 NSCLC 患者。研究包括 B 扩展队列和 D 扩展队列:B 队列包括三种类型的患者:先前使用过第三代 EGFR-TKI 治疗(B1)和以前使用非第三代 EGFR TKI 治疗进展后未出现 *T790M* 突变(B2)或出现 *T790M* 突变(B3)。B 部分患者每日口服奥希替尼 80mg 联合沃利替尼 600mg 治疗(经过方案修正,体重不超过 55kg 的患者接受 300mg 沃利替尼治疗)。D 队列纳入之前未接受第三代 EGFR-TKI 治疗且 T790M 阴性的患者;这些患者接受奥希替尼 80mg 加沃利替尼 300mg 治疗。主要终点是安全性和耐受性,次要终点包括根据 RECIST 1.1 评价的客观缓解率。2015 年 5 月 26 日—2019 年 2 月 14 日,研究纳入了 144 例患者进入 B 队列,42 例患者进入 D 队列。在 B 队列,138 例患者接受奥希替尼加沃利替尼 600mg(n=130)或 300mg(n=8)。在 D 队列,42 例患者接受奥希替尼加沃利替尼 300mg 治疗。B 队列的 138 例患者中有 79 例(57%)和 D 队列的 42 例患者中有 16 例(38%)发生 3 级或更严重的不良事件。B 队列有 115 例(83%)患者和 D 部分有 25 例(60%)患者发生可能与沃利替尼相关的不良事件,B 队列有 62 例(45%)患者和 D 队列有 11 例(26%)患者报告严重不良事件。两个导致死亡的不良事件(急性肾衰竭和死亡,原因不明)可能与 B 队列的治疗有关。B 队列有 66 例(48%,95% 置信区间:39%~56%)患者观察到部分缓解,其中 B1 组 21 例(30%,95% 置信区间:20%~43%),B2 组 33 例(65%,95% 置信区间:50%~78%),B3 组 12 例(67%,95% 置信区间:41%~87%)达到部分缓解。而在 D 队列中,有 23 例(64%,95% 置信区间:46%~79%)达到部分缓解。

(4)奥希替尼剂量加倍治疗 *EGFR* 突变脑膜转移非小细胞肺癌

软脑膜转移(leptomeningeal metastases,LM)是指肿瘤细胞扩散到软脑膜和脑脊液中,约 3%~4% 的晚期 NSCLC 患者发生软脑膜转移,并且 *EGFR* 突变 NSCLC 患者的 LM 发病率可达 9%。BLOOM 是一项研究奥希替尼治疗 *EGFR* 突变型 NSCLC 合并 LM 患者疗效、药代动力学和安全性的 I 期研究,相关结果发表于 *Journal of Clinical Oncology*[8]。

BLOOM 研究中,经细胞学确诊的 LM 患者进入该研究并接受奥希替尼 160mg/d 治疗。研究目标是经确认的 ORR、持续缓解时间、PFS、OS、药代动力学和安全性。其他疗效评估包括脑脊液细胞学和神经系统检查的对比基线的变化。研究人员根据 RECIST1.1 评估可测量病灶。根据神经肿瘤脑膜转移放射学标准,盲法中央独立审查对 LM 进行评估(BICR)。研究一共招募了 41 例患者。根据 BICR 评估,奥希替尼对 LM 的 ORR 和持续缓解时间分别为 62%(95% 置信区间:45%~78%)和 15.2 个月(95% 置信区间:7.5~17.5 个月)。总体而言,研究者评估的 ORR 为 41%(95% 置信区间:26%~58%),中位持续缓解时间 8.3 个月(95% 置信区间:5.6~16.5 个月)。研究者评估的 mPFS 为 8.6 个月(95% 置信区间:5.4~13.7 个月),成熟度为 78%;mOS 为 11.0 个月(95% 置信区间:8.0~18.0 个月),成熟度为 68%。40 例患者中有 11 例(28%,95% 置信区间:15%~44%)证实了 CSF 肿瘤细胞清除率。21 名基线评估异常的患者中有 12 名(57%)的神经功能得到改善。不良事件和 PK 曲线与先前关于奥希替尼的报道一致。

2. 少见突变临床研究进展

(1)特泊替尼获批用于 *MET* exon14 跳跃突变的转移性非小细胞肺癌

2021 年 2 月 3 日,美国食品药品监督管理局(Food and Drug Administration,FDA)加速批准特泊替尼用于治疗存在 *MET* exon14 跳跃突变的转移性非小细胞肺癌成人患者。该申请适应证基于 VISION 研究的临床试验数据,相关结果发表于 *New England Journal of Medicine*[11]。

3%~4% 的 NSCLC 患者会发生 *MET* 剪接位点突变,导致 14 号外显子转录缺失。特泊替尼是一种高度选择性 MET 抑制剂。VISION 研究是一项针对 *MET* exon14 跳跃突变的转移性非小细胞肺癌的 II 期、单臂、开放标签的临床试验,主要终点是经过至少 9 个月随访后患者的 ORR,并根据是否在液体活检或组织活检中检测到 *MET* 外显子 14 跳读来分析应答反应。截至 2020 年 1 月 1 日,共有 152 例患者接受特泊替尼 500mg,每日 1 次治疗,其中 99 例患者随访至少 9 个月。经独立委员会评估,联合活检组的缓解率为 46%(95% 置信区间:36%~57%),中位缓解持续时间为 11.1 个月(95% 置信区间:7.2 个月 ~ 未达到)。液体活检组有 66 例患者,有效率为 48%(95% 置信区间:36%~61%),组织活检组有 60 例患者,有效率为 50%(95% 置信区间:37%~63%);27 例在两种方法中均检测到 MET 外显子 14 跳读。研究者评估的缓解率为 56%(95% 置信区间:45%~66%)。与特泊替尼治疗相关的 3 级或更高的不良事件报道出现在 28% 的患者中,包括 7% 的周围水肿;不良事件导致 11% 的患者永久停用特泊替尼。在该研究中,游离 DNA 中 MET exon14 跳跃突变清除率 >75% 定义为分子应答,根据基线和治疗期间循环游离 DNA 丰度,有 67% 的患者中观察到分子应答。

(2)恩曲替尼获批用于 ROS1 阳性非小细胞肺癌患者和 NTRK 基因融合阳性的晚期复发实体瘤的成人和儿童患者

2019 年,美国 FDA 及欧洲药物管理局(EMA)先后批准恩曲替尼(entrectinib)用于治疗 NTRK 基因融合阳性的晚期复发实体瘤的成人和儿童患者以及 ROS1 阳性 NSCLC 患者。该适应证批准是基于 ALKA-372-001、STARTRK-1 及 STARTRK-2 三个 Ⅰ~Ⅱ 期临床试验的数据,相关结果均已发表于 Lancet Oncology[10,12]。

ROS1 基因融合是包括肺癌在内的多个癌种的驱动基因,在非小细胞肺癌中发生率为 1%~2%,接近 36% 的晚期 ROS1 融合阳性非小细胞肺癌患者在诊断时伴有脑转移[21]。而恩曲替尼是一种多靶点酪氨酸激酶抑制剂,可以抑制 ROS1,神经营养因子受体酪氨酸激酶(neurotrophin receptor kinase,NTRK)A、B 和 C,和 ALK 活性,由于其能够穿透血脑屏障,故具有中枢神经系统活性。

ALKA-372-001、STARTRK-1 及 STARTRK-2 是三个正在进行的 Ⅰ 期或 Ⅱ 期临床试验。研究者对这三个正在进行的恩曲替尼相关的 Ⅰ~Ⅱ 期临床试验(ALKA-372-001、STARTRK-1 和 STARTRK-2)的结果进行了综合分析。研究纳入 ROS1 融合阳性局部晚期或转移性 NSCLC 的成年患者,PS 评分为 0~2 分,既往没有用过 ROS1 抑制剂,接受恩曲替尼 600mg 每日 1 次治疗,随访周期至少 12 个月。主要研究终点是独立评价委员会评价的客观缓解率以及持续缓解时间,三个临床试验中至少一次接受恩曲替尼治疗的 ROS1 阳性 NSCLC 患者进行了安全性评估(不论随访时间长短)。在文章数据分析的截止日期,77%(41/53)的患者在可评估疗效患者人群中显示了客观缓解。中位 PFS 达 19.0 个月(95% 置信区间:12.2~36.6 个月)。持续缓解时间是 24.6 个月(95% 置信区间:11.4~34.8 个月)。在可评估安全性的人群中,134 名患者中有 79 名(59%)出现 1 级或 2 级治疗相关不良事件。134 例患者中有 46 例(34%)出现与治疗相关的 3 级或 4 级不良事件,最常见的是体重增加(8%)和中性粒细胞减少(4%)。15 名(11%)患者有严重的治疗相关不良事件,其中最常见的是神经系统疾病(3%)和心脏疾病(2%)。未发生与治疗相关的死亡。

NTRK 基因融合在所有实体瘤中发生率为 0.3%。在 ALKA-372-001、STARTRK-1 和 STARTRK-2 三个试验中,患有转移性或局部晚期 NTRK 融合阳性实体肿瘤的患者也被一并进行分析。可评估疗效的人群有 54 名患者,其中包括 10 种不同的肿瘤类型(19 种不同的组织学)。中位随访时间为12.9个月。31例患者达到客观缓解患者,ORR为57%(95%置信区间:43.2%~70.8%),其中完全缓解4例(7%),部分缓解27例(50%)。中位持续缓解时间为10个月(95%置信区间:7.1~未达到)。与治疗相关的最常见的3级或4级不良事件是体重增加(10%)和贫血(12%)。与治疗相关的最常见的严重不良事件是神经系统疾病(4%),没有发生与治疗相关的死亡。

这些结果表明,对于*NTRK*融合阳性实体肿瘤和*ROS1*融合阳性非小细胞肺癌患者,恩曲替尼是一种安全和积极的治疗选择,这些数据也突出了常规检测*NTRK*融合的必要性,以拓宽*NTRK*融合阳性实体肿瘤患者的治疗选择。

(3)吡咯替尼为*HER2*突变非小细胞肺癌提供了新的靶向治疗

1%~4%的肺腺癌患者会发生人表皮生长因子受体2(human epidermal growth factor receptor 2,*HER2*)突变[22]。吡咯替尼(pyrotinib)是一种针对HER1、HER2、HER4的国产小分子泛酪氨酸激酶抑制剂。上海肺科医院团队报道的一项前瞻性、多中心、开放标签、单臂Ⅱ期研究评估了吡咯替尼在*HER2*突变晚期NSCLC患者中的疗效和安全性,研究成果发表于 *Journal of Clinical Oncology*[13]。

在2016年10月20日—2018年12月10日期间,60例既往接受过铂类化疗的ⅢB期或Ⅳ期*HER2*突变的肺腺癌患者纳入研究,接受吡咯替尼400mg/d治疗,21天为一个治疗周期。主要终点是独立评审委员会按实体瘤疗效评价标准(RECIST1.1版)评估的客观缓解率。次要终点包括研究者评估的ORR、持续缓解时间、无疾病进展生存期、总生存期。基线时,58例(96.7%)患者为Ⅳ期,25例(41.7%)患者之前至少接受了二线化疗。截至2019年6月20日,独立评审委员会评估的ORR为30.0%(95%置信区间:18.8%~33.2%)。不同*HER2*突变类型的患者亚组均显示出良好的ORR。有脑转移和无脑转移患者的ORR相似(25.0% *vs.* 31.3%)。中位缓解持续时间为6.9个月(95%置信区间:4.9~11.1个月)。中位PFS为6.9个月(95%置信区间:5.5~8.3个月)。中位OS为14.4个月(95%置信区间:12.3~21.3个月)。28.3%的患者发生了3级或4级治疗相关不良事件,最常见的是腹泻(20.0%;均为3级),无治疗相关死亡的报告。该研究结果表明在*HER2*突变且既往接受过化疗的NSCLC患者中,吡咯替尼存在抗肿瘤活性和可接受的安全性。

相比既往阿法替尼和达克替尼治疗*HER2*突变非小细胞肺癌的疗效,不论是脑转移亚组还是不同的突变亚型组,吡咯替尼都展示了一定的疗效,但是作为靶向治疗,30%的客观有效率尚不尽如人意。HER2抗体药物偶联物恩美曲妥珠单抗(Trastuzumab Emtansine,T-DM1)和Trastuzumab deruxtecan(T-DXd,DS-8201),特别是后者在*HER2*突变的NSCLC中疗效突出,这类药物很可能比目前的小分子酪氨酸激酶抑制剂更有前景。

(4)劳拉替尼用于克唑替尼耐药后*ROS1*阳性非小细胞肺癌

一项劳拉替尼(lorlatinib)治疗*ROS1*阳性晚期NSCLC的多中心、开放标签、单臂、Ⅰ~Ⅱ期临床试验,证实劳拉替尼是*ROS1*阳性克唑替尼耐药后NSCLC患者的有效治疗选择,目前已被列入NCCN指南(2021 version 4)。本研究结果发表于 *Lancet Oncology*[14]。

1%~2%的NSCLC患者会发生*ROS1*重排,目前FDA已经批准克唑替尼和恩曲替尼用

于 *ROS1* 阳性 NSCLC。*ROS1* 融合患者在克唑替尼治疗后通常会发生耐药,主要耐药机制为 *ROS1* G2032A 靶向突变,而且 30%~50% 的患者会出现中枢神经系统进展[23-25]。劳拉替尼是一种强效的 ROS1 选择性抑制剂,临床前的研究证实劳拉替尼可以克服 *ROS1* G2032A 耐药突变,并具有很强的渗透血脑屏障的能力[26]。此项国际多中心的单臂 I~II 期临床试验探索了劳拉替尼用于治疗 *ROS1* 阳性 NSCLC 患者的疗效,主要终点是整体 ORR 和颅内 ORR。从 2014 年 1 月 22 日到 2016 年 10 月 2 日,69 例 *ROS1* 阳性的 NSCLC 纳入研究,其中 21 例(30%)未经 TKI 治疗(TKI 初治),40 例(58%)既往仅接受克唑替尼治疗(克唑替尼经治),8 例(12%)既往接受过克唑替尼之外的 ROS1 TKI 治疗。中位随访时间为 21.1 个月。62%(13/21)的 TKI 初治患者和 35%(14/40)的克唑替尼经治患者达到客观缓解。64%(7/11)的 TKI 初治患者和 50%(12/24)克唑替尼经治患者获得了明显的颅内客观缓解。最常见的 3~4 级治疗相关不良事件是高甘油三酯血症(19%)和高胆固醇血症(14%)。69 例患者中有 5 例(7%)发生了与治疗相关的严重不良事件。没有与治疗相关的死亡报告。

这项研究第一次揭示了劳拉替尼这类 ROS1 TKI 在克唑替尼耐药患者中的活性,同时它也表明劳拉替尼能够有效治疗和预防中枢神经系统的进展。值得注意的是,有 6 例 *ROS1* G2032A 突变的患者使用劳拉替尼治疗并没有获得客观反应,未能印证临床前研究中劳拉替尼对 *ROS1* G2032A 突变的抑制作用。此研究结果有待更大规模临床研究证实。

(5)其他 III 期临床研究

贝伐珠单抗类似物 IBI305 贝伐珠单抗是一种抗血管内皮生长因子(vascular endothelial growth factor,VEGF)的单克隆抗体(monoclonal antibody,mAb)[27],在晚期非鳞非小细胞肺癌患者中已经广泛使用。2020 年 6 月 17 日,NMPA 批准贝伐珠单抗类似物(IBI305)用于治疗晚期非小细胞肺癌。该申请适应证获批基于一项 IBI305 对比贝伐珠单抗联合紫杉醇 / 卡铂治疗 EGFR 野生型局部晚期、转移或复发的非鳞非小细胞肺癌的随机、双盲、多中心 III 期临床研究。该研究结果发表于 *Translational Lung Cancer Research*[15]。

2016 年 11 月 28 日—2018 年 5 月 23 日期间,该研究纳入 450 例患者,其中 BI305 组 224 例,贝伐珠单抗组 226 例。入组的患者 1:1 随机分组分别接受 IBI305 或贝伐珠单抗 15mg/kg 联合紫杉醇 / 卡铂治疗 6 周期,随后 IBI305 或贝伐珠单抗 7.5mg/kg 维持治疗直至疾病进展或不可接受的毒性或死亡。主要终点为经独立影像学审查委员会确认的客观缓解率。次要终点包括疾病控制率、无疾病进展生存期、疾病缓解持续时间、总生存期和安全性。IBI305 组和贝伐珠单抗组的 ORR 分别为 44.3% 和 46.4%,ORR 比值比为 0.95(90% 置信区间:0.803~1.135),在预先定义的 0.75~1.33 等效范围内。两组之间的 PFS 无明显统计学差异(7.64 个月 *vs.* 7.77 个月,P=0.998 7)。IBI305 组和贝伐珠单抗组发生严重不良事件概率分别为 33.5%(75/224)和 37.6%(85/226)。IBI305 组与贝伐珠单抗组发生 3 级或更高的不良事件相似,分别为 84.4%(189/224)和 89.8%(203/226)(P=0.085)。研究结果表明 IBI305 与贝伐珠单抗有相似的疗效和安全性。

近年来,以价值为基础的癌症治疗模式成为肿瘤学研究的热点[28]。基于成本 - 效果考虑,生物仿制药的研发既保证了对照药物的疗效,同时又提供了可承受的价格。

呋喹替尼 一项Ⅱ期的临床试验已提示对于既往接受二线化疗失败后的局部晚期/晚期 NSCLC 患者,呋喹替尼可显著延长 PFS[29]。因此,一项随机对照、双盲、多中心Ⅲ期临床试验进一步研究了呋喹替尼在既往接受二线化疗失败后的局部晚期或晚期 NSCLC 患者的疗效。但是,该研究结果未达到主要研究终点,最终结果发表于 *Lung Cancer*[16]。

在该研究中,患者按照 2∶1 的比例随机接受呋喹替尼(n=354)和安慰剂(n=173)治疗,并进一步根据 *EGFR* 突变状态以及既往是否接受 VEGF 抑制剂分层。研究主要终点是总生存期,次要终点是无疾病进展生存期、客观缓解率、疾病控制率和安全性。2015 年 12 月~2018 年 2 月,研究总共筛选 730 例患者,最终纳入 527 例。呋喹替尼组和安慰剂组的中位 OS 分别为 8.9 个月和 10.4 个月(HR 1.02,95% 置信区间:0.82~1.28),差别无统计学意义($P = 0.841$)。中位 PFS 分别是 3.7 个月和 1 个月(HR 0.34,95% 置信区间:0.28~0.43,$P<0.001$),客观缓解率则分别是 13.8% 和 0.6%,疾病控制率分别为 66.7% 及 24.9%($P<0.001$)。呋喹替尼组最常见的治疗相关不良反应(≥3 级)是高血压。Post hoc 分析发现,对于后续未接受抗肿瘤治疗的患者,呋喹替尼显著延长中位 OS(7.0 个月 *vs.* 5.1 个月;HR 0.65,95% 置信区间:0.46~0.91,$P=0.012$)。经 EORTC QLQ-C30 及 LC13 问卷调查评估,呋喹替尼在多个方面提高患者的生存质量。

微波消融术 微波消融术是一种热消融疗法,近 10 年来已广泛应用于各种实体肿瘤。但是,微波消融术在肺癌的应用证据较少,且既往报道均为小样本回顾性研究。因此,一项开放性、多中心、随机对照Ⅲ期研究比较了微波消融术联合化疗对比单纯化疗在初治晚期 NSCLC 患者中的疗效和安全性,研究成果发表于 *European Radiology*[17]。

这项研究在全国 14 家中心开展,经病理证实初治的晚期或复发性 NSCLC 随机分配至微波消融术联合化疗组或单纯化疗组。微波消融术加化疗组先对原发灶或最大肺转移灶(既往行根治性手术者)行微波消融术治疗,然后进行铂类双重化疗。如果消融性病变出现局部复发而无局部或远处进展,则可再次接受微波消融术治疗。研究主要终点是 PFS,次要终点包括 OS、局部进展时间和 ORR。2015 年 3 月 1 日—2017 年 6 月 20 日,研究纳入 293 例患者,其中 148 例肺癌患者进入微波消融术联合化疗组,145 例进入单纯化疗组。中位随访时间分别为 13.1 个月和 12.4 个月。研究结果显示,微波消融术联合化疗组的 PFS 显著优于化疗组(微波消融术联合化疗组,10.3 个月,95% 置信区间:8.0~13.0 个月;单纯化疗组,4.9 个月,95% 置信区间:4.2~5.7 个月;HR 0.44,95% 置信区间:0.28~0.53,$P<0.000\ 1$)。两组不良事件发生率无显著性差异。

机器人辅助胸腔镜手术 机器人辅助胸腔镜手术(robot-assisted thoracoscopic surgery,RATS)对早期 NSCLC 的安全性和短期疗效已得到证实。然而,RATS 治疗淋巴结 N2-NSCLC 的效果几乎没得到验证。因此,一项国内多中心、随机、对照Ⅲ期研究报道了临床诊断 N2-NSCLC 患者接受 RATS 的短期疗效,研究结果发表于 *Translational Lung Cancer Research*[18]。

总共 113 例诊断为临床单站 N2-NSCLC 患者被随机分配至 RATS 组(n=58)和开胸手

术组(n=55)。RATS 组的患者接受达芬奇手术系统进行了肺叶切除和纵隔淋巴结清扫术,而开胸手术组的患者则接受开胸手术进行肺叶切除和纵隔淋巴结清扫术。由于广泛的胸膜粘连和设备问题,计划接受机器人辅助肺叶切除术的 5 名患者在术中转为开放手术。与开胸相比,RATS 与术中失血减少[(86.3±41.1)ml *vs.*(165.7±46.4)ml,*P* <0.001],术后胸管留置时间变短(4 天 *vs.* 5 天,*P*<0.01),术后疼痛评分下降(*P*<0.001)显著相关。两组的术后并发症率、住院时间、手术切缘阳性率、淋巴结获取率均相似。并且,进行 RATS 的患者的总费用高于开胸手术患者[(100 367±19 251)元 *vs.*(82 002±20 434)元,*P*<0.001]。

(三) 其他的肺癌相关临床研究

其他的 Ⅰ~Ⅱ 期肺癌相关临床研究包括小分子 TKIs 相关临床研究(表 3)、免疫治疗相关临床研究(表 4)、抗血管生成药物相关临床研究(表 5)、化疗药物相关临床研究(表 6)、放疗 / 手术相关临床研究(表 7)及辅助诊断 / 治疗相关临床研究(表 8)。

表 3　小分子 TKIs 相关临床研究

题目	杂志 / 年份	中国作者排名	研究设计	研究对象	线数	研究药物	药物靶点	主要结果
Safety and efficacy of nazartinib (EGF816) in adults with *EGFR*-mutant non-small-cell lung carcinoma : a multicentre, open-label, phase 1 study[30]	Lancet Respir Med/2020	共同作者	Ⅰ期、/Ⅱ期、国内多中心	晚期非小细胞肺癌	三线或以上	nazartinib	EGFR	主要终点
Radiotherapy combined with gefitinib for patients with locally advanced non-small cell lung cancer who are unfit for surgery or concurrent chemoradiotherapy : a phase Ⅱ clinical trial[31]	Radiat Oncol/2020	通讯作者 / 第一作者	Ⅱ期、国内单中心	不可手术局部晚期非小细胞肺癌	一线	吉非替尼	EGFR	主要终点
Routine-Dose and High-Dose Icotinib in Patients with Advanced Non-Small Cell Lung Cancer Harboring *EGFR* Exon 21-L858R Mutation : the Randomized, Phase Ⅱ, INCREASE Trial[32]	Clin Cancer Res/2020	通讯作者 / 第一作者	Ⅱ期、国内多中心、随机、对照	晚期非小细胞肺癌	一线	埃克替尼	EGFR	主要终点

续表

题目	杂志/年份	中国作者排名	研究设计	研究对象	线数	研究药物	药物靶点	主要结果
Concurrent EGFR-TKI and Thoracic Radiotherapy as First-Line Treatment for Stage Ⅳ Non-Small Cell Lung Cancer Harboring *EGFR* Active Mutations[33]	Oncologist/2019	通讯作者/第一作者	Ⅱ期、国内单中心	晚期非小细胞肺癌	一线	吉非替尼/厄洛替尼	EGFR	主要终点
Gefitinib as neoadjuvant therapy for resectable stage Ⅱ-ⅢA non-small cell lung cancer:A phase Ⅱ study[19]	J Thorac Cardiovasc Surg/2020	通讯作者/第一作者	Ⅱ期、国内单中心	早期非小细胞肺癌	NA	吉非替尼	EGFR	主要终点
First-in-Human Phase 1 Study of ES-072, an Oral Mutant-Selective *EGFR* T790M Inhibitor, in Non-Small-Cell Lung Cancer[34]	Clin Lung Cancer/2020	通讯作者/第一作者	Ⅰ期、国内单中心	晚期非小细胞肺癌	二线或以上	ES-072	EGFR	主要终点
A Randomized Phase 2 Study of Gefitinib With or Without Pemetrexed as First-line Treatment in Nonsquamous NSCLC With *EGFR* Mutation: Final Overall Survival and Biomarker Analysis[35]	J Thorac Oncol/2020	第一作者	Ⅱ期、国际多中心、随机、对照	晚期非小细胞肺癌	一线	吉非替尼+培美曲塞	EGFR	次要终点
Effects of dose modifications on the safety and efficacy of dacomitinib for *EGFR* mutation-positive non-small-cell lung cancer[36]	Future Oncol/2019	通讯作者	Ⅲ期、国际多中心、随机、对照	晚期非小细胞肺癌	一线	达克替尼	EGFR	探索性分析
TATTON:a multi-arm, phase Ⅰb trial of osimertinib combined with selumetinib, savolitinib, or durvalumab in *EGFR*-mutant lung cancer[37]	Ann Oncol/2020	共同作者	Ⅰ期、国际多中心	晚期非小细胞肺癌	二线或以上	奥希替尼+沃利替尼/司美替尼	EGFR+MET/MEK	主要终点
Pooled overall survival and safety data from the pivotal phase Ⅱ studies(NP28673 and NP28761)of alectinib in *ALK*-positive non-small-cell lung cancer[38]	Lung Cancer/2020	共同作者	Ⅱ期、国际多中心	晚期非小细胞肺癌	二线	阿来替尼	ALK	探索性分析

续表

题目	杂志 / 年份	中国作者排名	研究设计	研究对象	线数	研究药物	药物靶点	主要结果
Impact of lorlatinib on patient-reported outcomes in patients with advanced *ALK*-positive or *ROS1*-positive non-small cell lung cancer[39]	Lung Cancer/ 2020	共同作者	Ⅱ期、国际多中心	晚期非小细胞肺癌	不限	劳拉替尼	ALK/ROS1	次要终点
Afatinib in patients with advanced non-small cell lung cancer harboring *HER2* mutations, previously treated with chemotherapy：A phase Ⅱ trial[40]	Lung Cancer/ 2020	通讯作者 / 第一作者	Ⅱ期、国际多中心	晚期非小细胞肺癌	NA	阿法替尼	HER2	主要终点
First-in-human phase Ⅰ study of BPI-9016M, a dual MET/Axl inhibitor, in patients with non-small cell lung cancer[41]	J Hematol Oncol/ 2020	通讯作者 / 第一作者	Ⅰ期、国内单中心	晚期非小细胞肺癌	不限	BPI-9016M	MET/AXL	主要终点
Phase Ⅰ, Open-Label, Dose-Escalation/Dose-Expansion Study of Lifirafenib（BGB-283）, an RAF Family Kinase Inhibitor, in Patients With Solid Tumors[42]	J Clin Oncol/ 2020	共同作者	Ⅰ期、国际多中心	晚期非小细胞肺癌	不限	lifirafenib	RAF	主要终点
Sorafenib and everolimus in patients with advanced solid tumors and *KRAS*-mutated NSCLC：A phase Ⅰ trial with early pharmacodynamic FDG-PET assessment[43]	Cancer Med/ 2020	共同作者	Ⅰ期、国外单中心	晚期实体瘤（包括肺癌）	NA	索拉非尼 + 依维莫司	多靶点	主要终点

表 4　免疫治疗相关临床研究

题目	杂志 / 年份	中国作者排名	研究设计	研究对象	线数	研究药物	靶点	主要结果
Safety and feasibility of CRISPR-edited T cells in patients with refractory non-small-cell lung cancer[44]	Nature Med/ 2020	通讯作者 / 第一作者	Ⅰ期、国内单中心	晚期非小细胞肺癌	三线或以上	NA	NA	主要终点

续表

题目	杂志/年份	中国作者排名	研究设计	研究对象	线数	研究药物	靶点	主要结果
Tumor-associated antigen-based personalized dendritic cell vaccine in solid tumor patients[45]	Cancer Immunol Immunother/2020	通讯作者	Ⅰ期、国内单中心	晚期实体瘤	NA	NA	NA	主要终点
KEYNOTE-032 : A Randomized Phase Ⅰ Study of Pembrolizumab in Chinese Patients with Advanced Non-Small-Cell Lung Cancer[46]	Oncologist/2020	通讯作者/第一作者	Ⅰ期、国内单中心	晚期非小细胞肺癌	二线或以上	帕博利珠单抗	PD-1	主要终点
Phase Ⅰ Trial of Pembrolizumab and Radiation Therapy after Induction Chemotherapy for Extensive-Stage Small Cell Lung Cancer[47]	J Thorac Oncol/2020	共同作者	Ⅰ期、国际多中心	晚期小细胞癌	不限	帕博利珠单抗	PD-1	主要终点
A Randomized, Placebo-Controlled Trial of Pembrolizumab Plus Chemotherapy in Patients With Metastatic Squamous NSCLC : Protocol-Specified Final Analysis of KEYNOTE-407[48]	J Thorac Oncol/2020	共同作者	Ⅲ期、国际多中心、随机、对照	晚期肺鳞癌	一线	帕博利珠单抗	PD-1	主要终点
Safety and clinical efficacy of toripalimab, a PD-1 mAb, in patients with advanced or recurrent malignancies in a phase Ⅰ study[49]	Eur J Cancer/2020	通讯作者/第一作者	Ⅰ期、国内单中心	晚期实体瘤(包括肺癌)	不限	特瑞普利单抗	PD-1	主要终点
Nivolumab safety and efficacy in advanced, platinum-resistant, non-small cell lung cancer, radical radiotherapy-ineligible patients : A phase Ⅱ study in Taiwan[50]	J Formos Med Assoc/2020	通讯作者/第一作者	Ⅱ期、国内多中心	晚期非小细胞肺癌	二线	纳武利尤单抗	PD-1	主要终点
A Phase 2 Study of Tislelizumab in Combination With Platinum-Based Chemotherapy as First-line Treatment for Advanced Lung Cancer in Chinese Patients[51]	Lung Cancer/2020	通讯作者/第一作者	Ⅱ期、国内多中心	晚期肺癌	一线	替雷利珠单抗	PD-1	主要终点

续表

题目	杂志/年份	中国作者排名	研究设计	研究对象	线数	研究药物	靶点	主要结果
Tislelizumab in Chinese patients with advanced solid tumors：an open-label，non-comparative，phase 1/2 study[52]	J Immunother Cancer/2020	通讯作者/第一作者	Ⅱ期、国内多中心	晚期实体瘤(包括肺癌)	二线或以上	替雷丽珠单抗	PD-1	主要终点
TATTON：a multi-arm，phase Ⅰb trial of osimertinib combined with selumetinib，savolitinib，or durvalumab in *EGFR*-mutant lung cancer[37]	Ann Oncol/2020	共同作者	Ⅰ期、国际多中心	晚期非小细胞肺癌	二线或以上	奥希替尼+沃利替尼/司美替尼	EGFR+PD-L1	主要终点
Ceritinib plus Nivolumab in Patients with Advanced *ALK*-Rearranged Non-Small Cell Lung Cancer：Results of an Open-Label，Multicenter，Phase 1B Study[53]	J Thorac Oncol/2020	共同作者	Ⅰ期、国际多中心	晚期非小细胞肺癌	不限	色瑞替尼+纳武利尤单抗	ALK+PD-1	主要终点

表 5　抗血管生成药物相关临床研究

题目	杂志/年份	中国作者排名	研究设计	研究对象	线数	研究药物	药物类型	主要结果
Apatinib in combination with pemetrexed-platinum chemotherapy for chemo-naive non-squamous non-small cell lung cancer：a phase Ⅱ clinical study[54]	Lung Cancer/2020	通讯作者/第一作者	Ⅱ期、国内单中心	晚期非鳞非小细胞肺癌	chemo-naïve	阿帕替尼	激酶抑制剂	主要终点
Different administration routes of recombinant human endostatin combined with concurrent chemoradiotherapy might lead to different efficacy and safety profile in unresectable stage Ⅲ non-small cell lung cancer：Updated follow-up results from two phase Ⅱ trials[55]	Thoracic Cancer/2020	通讯作者/第一作者	Ⅱ期、国内多中心	晚期(包括不可手术局部晚期)	NA	重组人血管内皮抑制素	血管内皮抑制素	探索性分析
Combination of apatinib and docetaxel in treating advanced non-squamous non-small cell lung cancer patients with wild-type *EGFR*：a multi-center，phase Ⅱ trial[56]	J Thorac Dis/2020	通讯作者/第一作者	Ⅱ期、国内多中心	晚期非鳞非小细胞肺癌	二线或以上	阿帕替尼	激酶抑制剂	主要终点

续表

题目	杂志/年份	中国作者排名	研究设计	研究对象	线数	研究药物	药物类型	主要结果
Apatinib in patients with extensive-stage small-cell lung cancer after second-line or third-line chemotherapy: a phase Ⅱ, single-arm, multicentre, prospective study[57]	Br J Cancer/2019	通讯作者/第一作者	Ⅱ期、国内多中心	晚期小细胞癌	三线或以上	阿帕替尼	激酶抑制剂	主要终点
A randomized phase 2 trial of apatinib vs observation as maintenance treatment following first-line induction chemotherapy in extensive-stage small cell lung cancer[58]	Invest New Drugs/2020	通讯作者/第一作者	Ⅱ期、国内单中心、随机、对照	晚期小细胞癌	一线	阿帕替尼	激酶抑制剂	主要终点
Clinical study of apatinib combined with chemotherapy for advanced non-small cell lung cancer with negative driving genes[59]	中华肿瘤杂志/2019	通讯作者	Ⅱ期、国内单中心、随机、对照	晚期非小细胞肺癌	一线	阿帕替尼	激酶抑制剂	主要终点
Efficacy and Safety of Apatinib Plus Vinorelbine in Patients With Wild-Type Advanced Non-Small Cell Lung Cancer After Second-Line Treatment Failure: A Nonrandomized Clinical Trial[60]	JAMA Netw Open/2020	第一作者	Ⅱ期、国内单中心	晚期非小细胞肺癌	三线或以上	阿帕替尼	激酶抑制剂	主要终点
A phase Ⅰ dose-reduction study of apatinib combined with pemetrexed and carboplatin in untreated EGFR and ALK negative stage Ⅳ non-squamous NSCLC[61]	Invest New Drugs/2019	通讯作者/第一作者	Ⅰ期、国内单中心	晚期非鳞非小细胞肺癌	一线	阿帕替尼	激酶抑制剂	主要终点
Apatinib, a novel VEGFR inhibitor plus docetaxel in advanced lung adenocarcinoma patients with wild-type EGFR: a phase Ⅰ trial[62]	Invest New Drugs/2019	通讯作者/第一作者	Ⅰ期、国内单中心	晚期肺腺癌	二线	阿帕替尼	激酶抑制剂	主要终点

续表

题目	杂志/年份	中国作者排名	研究设计	研究对象	线数	研究药物	药物类型	主要结果
The impact of previous therapy strategy on the efficiency of anlotinib hydrochloride as a third-line treatment on patients with advanced non-small cell lung cancer（NSCLC）：a subgroup analysis of ALTER0303 trial[63]	Transl Lung Cancer Res/2019	通讯作者/第一作者	Ⅲ期、国内多中心、随机、对照	晚期非小细胞肺癌	三线或以上	安罗替尼	激酶抑制剂	探索性分析
Effect of anlotinib as a third-or further-line therapy in advanced non-small cell lung cancer patients with different histologic types：Subgroup analysis in the ALTER0303 trial[64]	Cancer Med/2020	通讯作者/第一作者	Ⅲ期、国内多中心、随机、对照	晚期非小细胞肺癌	三线或以上	安罗替尼	激酶抑制剂	探索性分析
The Impact of Anlotinib on Brain Metastases of Non-Small Cell Lung Cancer：Post Hoc Analysis of a Phase Ⅲ Randomized Control Trial（ALTER0303）[65]	Oncologist/2020	通讯作者/第一作者	Ⅲ期、国内多中心、随机、对照	晚期非小细胞肺癌	三线或以上	安罗替尼	激酶抑制剂	探索性分析
A phase Ⅱ study of anlotinib in 45 patients with relapsed small cell lung cancer[66]	Int J Cancer/2020	通讯作者/第一作者	Ⅱ期、国内单中心	晚期小细胞肺癌	三线或以上	安罗替尼	激酶抑制剂	主要终点

表 6 化疗药物相关临床研究

题目	杂志/年份	中国作者排名	研究设计	研究对象	线数	研究药物	主要结果
Efficacy and safety of concurrent chemoradiotherapy in ECOG 2 patients with locally advanced non-small-cell lung cancer：a subgroup analysis of a randomized phase Ⅲ trial[67]	BMC Cancer/2020	通讯作者/第一作者	Ⅲ期、国内多中心、随机、对照	不可手术局部晚期非小细胞肺癌	NA	依托泊苷+顺铂/紫杉醇+卡铂	探索性分析

续表

题目	杂志/年份	中国作者排名	研究设计	研究对象	线数	研究药物	主要结果
S-1 Maintenance Therapy in Extensive Stage Small-Cell Lung Cancer-A Randomized Clinical Study[68]	Cancer Control/ 2020	通讯作者/第一作者	Ⅱ期、国内多中心、随机、对照	晚期小细胞癌	一线	替吉奥	主要终点
Intrathecal pemetrexed combined with involved-field radiotherapy as a first-line intra-CSF therapy for leptomeningeal metastases from solid tumors:a phase Ⅰ/Ⅱstudy[69]	Ther Adv Med Oncol/2020	通讯作者/第一作者	Ⅰ期、国内单中心	晚期非小细胞肺癌	一线	培美曲塞	主要终点
A phase Ⅱstudy of concurrent nab-paclitaxel/carboplatin combined with thoracic radiotherapy in locally advanced squamous cell lung cancer[70]	J Thorac Dis/ 2019	通讯作者/第一作者	Ⅱ期、国内单中心	不可手术局部晚期肺鳞癌	NA	白蛋白结合型紫杉醇	主要终点
A randomised,multicentre open-label phase Ⅱstudy to evaluate the efficacy, tolerability and pharmacokinetics of oral vinorelbine plus cisplatin versus intravenous vinorelbine plus cisplatin in Chinese patients with chemotherapy-naive unresectable or metastatic non-small cell lung cancer[71]	J Thorac Dis/ 2019	通讯作者	Ⅱ期、国内多中心、随机、对照	晚期非小细胞肺癌	一线	长春瑞滨	主要终点

表7 放疗/手术相关临床研究

题目	杂志/年份	中国作者排名	研究设计	研究对象	干预类型	主要结果
Comparison of the results of two chest tube managements during an enhanced recovery program after video-assisted thoracoscopic lobectomy:A randomized trial[72]	Thoracic Cancer/ 2019	通讯作者/第一作者	国内单中心、随机、对照	早期非小细胞肺癌	手术	主要终点

续表

题目	杂志 / 年份	中国作者排名	研究设计	研究对象	干预类型	主要结果
Impact of an Animation Education Program on Promoting Compliance With Active Respiratory Rehabilitation in Postsurgical Lung Cancer Patients : A Randomized Clinical Trial[73]	Cancer Nursing/ 2019	通讯作者 / 第一作者	国内单中心、随机、对照	早期肺癌	手术	主要终点
Methods for Dissecting Intersegmental Planes in Segmentectomy : A Randomized Controlled Trial[74]	Ann Thorac Surg/ 2020	通讯作者 / 第一作者	国内单中心、随机、对照	早期肺癌	手术	主要终点
Randomized Trial of an Improved Drainage Strategy Versus Routine Chest Tube After Lung Wedge Resection[75]	Ann Thorac Surg/ 2020	通讯作者 / 第一作者	国内单中心、随机、对照	早期肺癌	手术	主要终点
Final report of a prospective randomized study on thoracic radiotherapy target volume for limited-stage small cell lung cancer with radiation dosimetric analyses[76]	Cancer/2019	通讯作者 / 第一作者	国内单中心、随机、对照	局限期小细胞肺癌	放疗	主要终点
Voxel Forecast for Precision Oncology : Predicting Spatially Variant and Multiscale Cancer Therapy Response on Longitudinal Quantitative Molecular Imaging[77]	Clin Cancer Res/ 2019	共同作者	Ⅱ期、国际多中心、单臂	不可手术局部晚期非小细胞肺癌	放疗	探索性分析

表 8 辅助诊断 / 治疗相关临床研究

题目	杂志 / 年份	中国作者排名	研究设计	研究对象	干预类型	主要结果
Early Phase I Study of a (99m) Tc-Labeled Anti-Programmed Death Ligand-1 (PD-L1) Single-Domain Antibody in SPECT/ CT Assessment of PD-L1 Expression in Non-Small Cell Lung Cancer[78]	J Nucl Med/ 2019	通讯作者 / 第一作者	Ⅰ期、国内单中心	非小细胞肺癌	辅助诊断	主要终点

续表

题目	杂志 / 年份	中国作者排名	研究设计	研究对象	干预类型	主要结果
Utility of isocitrate dehydrogenase 1 as a serum protein biomarker for the early detection of non-small-cell lung cancer：A multicenter in vitro diagnostic clinical trial[79]	Cancer Sci/2020	通讯作者 / 第一作者	国内多中心、前瞻性研究	非小细胞肺癌	辅助诊断	主要终点
A Randomized,Double-Blind, Placebo-Controlled,Phase Ⅲ Non-inferiority Study of the Long-Term Safety and Efficacy of Darbepoetin Alfa for Chemotherapy-Induced Anemia in Patients With Advanced NSCLC[80]	J Thorac Oncol/ 2020	共同作者	Ⅲ期、国际多中心、随机、对照	晚期非小细胞肺癌	辅助治疗	主要终点
A prospective,three-arm,randomized trial of EGCG for preventing radiation-induced esophagitis in lung cancer patients receiving radiotherapy[81]	Radiother Oncol/ 2019	通讯作者 / 第一作者	Ⅱ期、国内单中心、随机、对照	不可手术局部晚期肺癌	辅助治疗	主要终点
A randomized phase Ⅱ trial of best supportive care with or without hyperthermia and vitamin C for heavily pretreated,advanced, refractory non-small-cell lung cancer[82]	J Adv Res/2020	通讯作者 / 第一作者	Ⅱ期、国内单中心、随机、对照	晚期非小细胞肺癌	辅助治疗	次要终点
Auricular acupressure for cancer-related fatigue during lung cancer chemotherapy：a randomised trial[83]	BMJ Support Palliat Care/2019	通讯作者 / 第一作者	国内单中心、随机、对照	肺癌	辅助治疗	主要终点
Effect of Concurrent Chemoradiation With Celecoxib vs Concurrent Chemoradiation Alone on Survival Among Patients With Non-Small Cell Lung Cancer With and Without Cyclooxygenase 2 Genetic Variants：A Phase 2 Randomized Clinical Trial[84]	JAMA Netw Open/ 2019	通讯作者 / 第一作者	Ⅱ期、国内单中心、随机、对照	不可手术局部晚期非小细胞肺癌	辅助治疗	主要终点

（四）总结

根据过去一年已发表的临床研究结果，中国研究者在新药研发（吡咯替尼、呋喹替尼）、免疫治疗的新技术产生（CRISPR 编辑 T 细胞和个性化树突状细胞疫苗）、早期肺癌的新辅助靶向治疗新方法（吉非替尼、厄洛替尼新辅助靶向治疗）、手术新技术（机器人辅助手术）、改善脑转移预后的相关研究（BLOOM 研究、培美曲塞鞘内注射研究）及靶向联合治疗（INSIGHT 研究）方面均有建树，特别是免疫治疗方法创新和 EGFR-TKI 新辅助靶向治疗提示着未来的研究方向。不足之处在于，目前我国原创的药物仍然较少，新药的开发仍然在 "me too" 和 "me better" 的道路上徘徊；国产药物多中心临床试验以国内多中心研究为主，而中国的研究中心对国际的 Ⅰ/Ⅱ 期多中心研究参与度不高，这些与我们国家对新药临床试验资金支持力度和审批制度有一定关系，研究者创新性思维，制药公司新药的研发的创新性也起了至关重要的作用。未来，研究者创新的想法，研发创新的药物，多利用国际合作，加速药物的开发和上市，简化和加速审批流程将有利于我国临床研究的发展，最终改善肿瘤患者的生存和预后。

参考文献

1. RAMALINGAM SS, VANSTEENKISTE J, Planchard D, et al. Overall Survival with Osimertinib in Untreated, EGFR-Mutated Advanced NSCLC [J]. N Engl J Med, 2020, 382 (1): 41-50.

2. MOK T, CAMIDGE DR, GADGEEL SM, et al. Updated overall survival and final progression-free survival data for patients with treatment-naive advanced ALK-positive non-small-cell lung cancer in the ALEX study [J]. Ann Oncol, 2020, 31 (8): 1056-1064.

3. YANG Y, WANG Z, FANG J, et al. Efficacy and Safety of Sintilimab Plus Pemetrexed and Platinum as First-Line Treatment for Locally Advanced or Metastatic Nonsquamous NSCLC: a Randomized, Double-Blind, Phase 3 Study (Oncology pRogram by InnovENT anti-PD-1-11)[J]. J Thorac Oncol, 2020, 15 (10): 1636-1646.

4. YANG Y, ZHOU J, ZHOU J, et al. Efficacy, safety, and biomarker analysis of ensartinib in crizotinib-resistant, ALK-positive non-small-cell lung cancer: a multicentre, phase 2 trial [J]. Lancet Respir Med, 2020, 8 (1): 45-53.

5. OU SH, AHN JS, DE PETRIS L, et al. Alectinib in Crizotinib-Refractory ALK-Rearranged Non-Small-Cell Lung Cancer: A Phase Ⅱ Global Study [J]. J Clin Oncol, 2016, 34 (7): 661-668.

6. NAKAGAWA K, GARON EB, SETO T, et al. Ramucirumab plus erlotinib in patients with untreated, EGFR-mutated, advanced non-small-cell lung cancer (RELAY): a randomised, double-blind, placebo-controlled, phase 3 trial [J]. Lancet Oncol, 2019, 20 (12): 1655-1669.

7. ZHONG WZ, CHEN KN, CHEN C, et al. Erlotinib Versus Gemcitabine Plus Cisplatin as Neoadjuvant Treatment of Stage ⅢA-N2 EGFR-Mutant Non-Small-Cell Lung Cancer (EMERGING-CTONG 1103): A Randomized Phase Ⅱ Study [J]. J Clin Oncol, 2019, 37 (25): 2235-2245.

8. YANG JCH, KIM SW, KIM DW, et al. Osimertinib in Patients With Epidermal Growth Factor Receptor Muta-tion-Positive Non-Small-Cell Lung Cancer and Leptomeningeal Metastases: The BLOOM Study [J]. J Clin Oncol, 2020, 38 (6): 538-547.

9. SEQUIST LV, HAN JY, AHN MJ, et al. Osimertinib plus savolitinib in patients with EGFR mutation-positive, MET-amplified, non-small-cell lung cancer after progression on EGFR tyrosine kinase inhibi-tors: interim results from a multicentre, open-label, phase 1b study [J]. Lancet Oncol, 2020, 21 (3): 373-386.

10. DRILON A, SIENA S, DZIADZIUSZKO R, et al. Entrectinib in ROS1 fusion-positive non-small-cell lung cancer: integrated analysis of three phase 1-2 trials [J]. Lancet Oncol, 2020, 21 (2): 261-270.

11. PAIK PK, FELIP E, VEILLON R, et al. Tepotinib in Non-Small-Cell Lung Cancer with MET Exon 14 Skip-ping Mutations [J]. N Engl J Med, 2020, 383 (10): 931-943.

12. DOEBELE RC, DRILON A, PAZ-ARES L, et al. Entrectinib in patients with advanced or metastatic NTRK fusion-positive solid tumours: integrated analysis of three phase 1-2 trials [J]. Lancet Oncol, 2020, 21 (2): 271-282.

13. ZHOU C, LI X, WANG Q, et al. Pyrotinib in HER2-Mutant Advanced Lung Adenocarcinoma After Plati-num-Based Chemotherapy: A Multicenter, Open-Label, Single-Arm, Phase Ⅱ Study [J]. J Clin Oncol, 2020, 38 (24): 2753-2761.

14. SHAW AT, SOLOMON BJ, CHIARI R, et al. Lorlatinib in advanced ROS1-positive non-small-cell lung cancer: a multicentre, open-label, single-arm, phase 1-2 trial [J]. Lancet Oncol, 2019, 20 (12): 1691-1701.

15. YANG Y, WU B, HUANG L, et al. Biosimilar candidate IBI305 plus paclitaxel/carboplatin for the treatment of non-squamous non-small cell lung cancer [J]. Transl Lung Cancer Res, 2019, 8 (6): 989-999.

16. LU S, CHEN G, SUN Y, et al. A Phase Ⅲ, randomized, double-blind, placebo-controlled, multicenter study of fruquintinib in Chinese patients with advanced nonsquamous non-small-cell lung cancer-The FALUCA study [J]. Lung Cancer, 2020, 146: 252-262.

17. WEI Z, YANG X, YE X, et al. Microwave ablation plus chemotherapy versus chemotherapy in advanced non-small cell lung cancer: a multicenter, randomized, controlled, phase Ⅲ clinical trial [J]. Eur Radiol, 2020, 30 (5): 2692-2702.

18. HUANG J, LI C, LI H, et al. Robot-assisted thoracoscopic surgery versus thoracotomy for c-N2 stage NSCLC: short-term outcomes of a randomized trial [J]. Transl Lung Cancer Res, 2019, 8 (6): 951-958.

19. ZHANG Y, FU F, HU H, et al. Gefitinib as neoadjuvant therapy for resectable stage Ⅱ-ⅢA non-small cell lung cancer: A phase Ⅱ study [J]. J Thorac Cardiovasc Surg, 2020, 19 (20): 30625-30625.

20. WU YL, CHENG Y, ZHOU J, et al. Tepotinib plus gefitinib in patients with EGFR-mutant non-small-cell lung cancer with MET overexpression or MET amplification and acquired resistance to previous EGFR inhibitor (INSIGHT study): an open-label, phase 1b/2, multicentre, randomised trial [J]. Lancet Respir Med, 2020, 29 (20): 30154-30155.

21. PATIL T, SMITH DE, BUNN PA, et al. The Incidence of Brain Metastases in Stage IV ROS1-Rearranged Non-Small Cell Lung Cancer and Rate of Central Nervous System Progression on Crizotinib [J]. J Thorac Oncol, 2018, 13 (11): 1717-1726.

22. STEPHENS P, HUNTER C, BIGNELL G, et al. Lung cancer: intragenic ERBB2 kinase mutations in tumours [J]. Nature, 2004, 431 (7008): 525-526.

23. DURUISSEAUX M. Lorlatinib: a new treatment option for ROS1-positive lung cancer [J]. Lancet Oncol, 2019, 20 (12): 1622-1623.

24. WU YL, YANG JC, KIM DW, et al. Phase Ⅱ Study of Crizotinib in East Asian Patients With ROS1-Positive Advanced Non-Small-Cell Lung Cancer [J]. J Clin Oncol, 2018, 36 (14): 1405-1411.

25. KILLOCK D. Lorlatinib in ROS1-positive NSCLC [J]. Nat Rev Clin Oncol, 2020, 17 (1): 7.

26. ZOU HY, LI Q, ENGSTROM LD, et al. PF-06463922 is a potent and selective next-generation ROS1/ALK inhibitor capable of blocking crizotinib-resistant ROS1 mutations [J]. Proc Natl Acad Sci U S A, 2015, 112 (11): 3493-3498.

27. KIM KJ, LI B, WINER J, et al. Inhibition of vascular endothelial growth factor-induced angiogenesis suppresses tumour growth in vivo [J]. Nature, 1993, 362 (6423): 841-844.

28. YOUNG RC. Value-based cancer care [J]. N Engl J Med, 2015, 373 (27): 2593-2595.

29. LU S, CHANG J, LIU X, et al. Randomized, Double-Blind, Placebo-Controlled, Multicenter Phase Ⅱ Study of Fruquintinib After Two Prior Chemotherapy Regimens in Chinese Patients With Advanced Nonsquamous Non-Small-Cell Lung Cancer [J]. J Clin Oncol, 2018, 36 (12): 1207-1217.

30. TAN DS, LEIGHL NB, RIELY GJ, et al. Safety and efficacy of nazartinib (EGF816) in adults with EGFR-mutant non-small-cell lung carcinoma: a multicentre, open-label, phase 1 study [J]. Lancet Respir Med, 2020, 8 (6): 561-572.

31. FU Z, YANG X, WANG W, et al. Radiotherapy combined with gefitinib for patients with locally advanced non-small cell lung cancer who are unfit for surgery or concurrent chemoradiotherapy: a phase Ⅱ clinical trial [J]. Radiat Oncol, 2020, 15 (1): 155.

32. LI X, ZHANG L, JIANG D, et al. Routine-Dose and High-Dose Icotinib in Patients with Advanced Non-Small Cell Lung Cancer Harboring EGFR Exon 21-L858R Mutation: the Randomized, Phase Ⅱ, INCREASE Trial [J]. Clin Cancer Res, 2020, 26 (13): 3162-3171.

33. ZHENG L, WANG Y, XU Z, et al. Concurrent EGFR-TKI and Thoracic Radiotherapy as First-Line Treatment for Stage Ⅳ Non-Small Cell Lung Cancer Harboring EGFR Active Mutations [J]. Oncologist, 2019, 24 (8): e1031-e1612.

34. ZHENG J, SHEN L, JIANG N, et al. First-in-Human Phase 1 Study of ES-072, an Oral Mutant-Selective EGFR T790M Inhibitor, in Non-Small-Cell Lung Cancer [J]. Clin Lung Cancer, 2020, 21 (6): 509-519.

35. YANG JC, CHENG Y, MURAKAMI H, et al. A Randomized Phase 2 Study of Gefitinib With or Without Pemetrexed as First-line Treatment in Nonsquamous NSCLC With EGFR Mutation: Final Overall Survival and Biomarker Analysis [J]. J Thorac Oncol, 2020, 15 (1): 91-100.

36. CORRAL J, MOK TS, NAKAGAWA K, et al. Effects of dose modifications on the safety and efficacy of dacomitinib for EGFR mutation-positive non-small-cell lung cancer [J]. Future Oncol, 2019, 15 (24): 2795-2805.

37. OXNARD GR, YANG JC, YU H, et al. TATTON: a multi-arm, phase Ib trial of osimertinib combined with selumetinib, savolitinib, or durvalumab in EGFR-mutant lung cancer [J]. Ann Oncol, 2020, 31 (4): 507-516.

38. OU SI, GADGEEL SM, BARLESI F, et al. Pooled overall survival and safety data from the pivotal phase Ⅱ studies (NP28673 and NP28761) of alectinib in ALK-positive non-small-cell lung cancer [J]. Lung Cancer, 2020, 139: 22-27.

39. PETERS S, SHAW AT, BESSE B, et al. Impact of lorlatinib on patient-reported outcomes in patients with advanced ALK-positive or ROS1-positive non-small cell lung cancer [J]. Lung Cancer, 2020, 144: 10-19.

40. FAN Y, CHEN J, ZHOU C, et al. Afatinib in patients with advanced non-small cell lung cancer harboring HER2 mutations, previously treated with chemotherapy: A phase Ⅱ trial [J]. Lung Cancer, 2020, 147: 209-213.

41. HU X, ZHENG X, YANG S, et al. First-in-human phase Ⅰ study of BPI-9016M, a dual MET/Axl inhibitor, in patients with non-small cell lung cancer [J]. J Hematol Oncol, 2020, 13 (1): 6.

42. DESAI J, GAN H, BARROW C, et al. Phase I, Open-Label, Dose-Escalation/Dose-Expansion Study of Lifirafenib (BGB-283), an RAF Family Kinase Inhibitor, in Patients With Solid Tumors [J]. J Clin Oncol, 2020, 38 (19): 2140-2150.

43. NOGOVA L, MATTONET C, SCHEFFLER M, et al. Sorafenib and everolimus in patients with advanced solid tumors and KRAS-mutated NSCLC: A phase I trial with early pharmacodynamic FDG-PET assessment [J]. Cancer Med, 2020, 9 (14): 4991-5007.

44. LU Y, XUE J, DENG T, et al. Safety and feasibility of CRISPR-edited T cells in patients with refractory non-small-cell lung cancer [J]. Nat Med, 2020, 26 (5): 732-740.

45. WANG QT, NIE Y, SUN SN, et al. Tumor-associated antigen-based personalized dendritic cell vaccine in solid tumor patients [J]. Cancer Immunol Immunother, 2020, 69 (7): 1375-1387.

46. MA Y, FANG W, ZHANG Y, et al. KEYNOTE-032: A Randomized Phase I Study of Pembrolizumab in Chinese Patients with Advanced Non-Small-Cell Lung Cancer [J]. Oncologist, 2020, 25 (8): 650-e1145.

47. WELSH JW, HEYMACH JV, CHEN D, et al. Phase I Trial of Pembrolizumab and Radiation Therapy after Induction Chemotherapy for Extensive-Stage Small Cell Lung Cancer [J]. J Thorac Oncol, 2020, 15 (2): 266-273.

48. PAZ-ARES L, VICENTE D, TAFRESHI A, et al. A Randomized, Placebo-Controlled Trial of Pembrolizumab Plus Chemotherapy in Patients With Metastatic Squamous NSCLC: Protocol-Specified Final Analysis of KEYNOTE-407 [J]. J Thorac Oncol, 2020, 15 (10): 1657-1669.

49. YANG J, DONG L, YANG S, et al. Safety and clinical efficacy of toripalimab, a PD-1 mAb, in patients with advanced or recurrent malignancies in a phase Ⅰ study [J]. Eur J Cancer, 2020, 130: 182-192.

50. CHEN YM, CHIH-HSIN YANG J, SU WC, et al. Nivolumab safety and efficacy in advanced, platinum-resistant, non-small cell lung cancer, radical radiotherapy-ineligible patients: A phase Ⅱ study in Taiwan [J]. J Formos Med Assoc, 2020, 21 (20): 30005-30008.

51. WANG Z, ZHAO J, MA Z, et al. A Phase 2 Study of Tislelizumab in Combination With Platinum-Based Chemotherapy as First-line Treatment for Advanced Lung Cancer in Chinese Patients [J]. Lung Cancer, 2020, 147: 259-268.

52. SHEN L, GUO J, ZHANG Q, et al. Tislelizumab in Chinese patients with advanced solid tumors: an open-label, non-comparative, phase 1/2 study [J]. J Immunother Cancer, 2020, 8 (1): e000437.

53. FELIP E, DE BRAUD FG, MAUR M, et al. Ceritinib plus Nivolumab in Patients with Advanced ALK-Rearranged Non-Small Cell Lung Cancer: Results of an Open-Label, Multicenter, Phase 1B Study [J]. J Thorac Oncol, 2020, 15 (3): 392-403.

54. YANG G, XU H, YANG L, et al. Apatinib in combination with pemetrexed-platinum chemotherapy for chemo-naive non-squamous non-small cell lung cancer: a phase Ⅱ clinical study [J]. Lung Cancer, 2020, 147: 229-236.

55. HONGLIAN M, ZHOUGUANG H, FANG P, et al. Different administration routes of recombinant human endostatin combined with concurrent chemoradiotherapy might lead to different efficacy and safety profile in unresectable stage Ⅲ non-small cell lung cancer: Updated follow-up results from two phase Ⅱ trials [J]. Thorac Cancer, 2020, 11 (4): 898-906.

56. SONG Y, Miao L, Wang Z, et al. Combination of apatinib and docetaxel in treating advanced non-squamous

non-small cell lung cancer patients with wild-type EGFR: a multi-center, phase Ⅱ trial [J]. J Thorac Dis, 2020, 12 (5): 2450-2458.

57. XU Y, HUANG Z, LU H, et al. Apatinib in patients with extensive-stage small-cell lung cancer after second-line or third-line chemotherapy: a phase Ⅱ, single-arm, multicentre, prospective study [J]. Br J Cancer, 2019, 121 (8): 640-646.

58. LUO H, ZHANG L, YANG B, et al. A randomized phase 2 trial of apatinib vs observation as maintenance treatment following first-line induction chemotherapy in extensive-stage small cell lung cancer [J]. Invest New Drugs, 2020, 38 (1): 148-159.

59. LI YF, JIANG HY, LI Q, et al. Clinical study of apatinib combined with chemotherapy for advanced non-small cell lung cancer with negative driving genes [J]. Zhonghua Zhong Liu Za Zhi, 2019, 41 (10): 775-781.

60. ZHANG X, XIONG Y, XIA Q, et al. Efficacy and Safety of Apatinib Plus Vinorelbine in Patients With Wild-Type Advanced Non-Small Cell Lung Cancer After Second-Line Treatment Failure: A Nonrandomized Clinical Trial [J]. JAMA Netw Open, 2020, 3 (3): e201226.

61. HUANG M, GONG Y, ZHU J, et al. A phase I dose-reduction study of apatinib combined with pemetrexed and carboplatin in untreated EGFR and ALK negative stage Ⅳ non-squamous NSCLC [J]. Invest New Drugs, 2020, 38 (2): 478-484.

62. DUAN JC, WANG ZJ, LIN L, et al. Apatinib, a novel VEGFR inhibitor plus docetaxel in advanced lung adenocarcinoma patients with wild-type EGFR: a phase Ⅰ trial [J]. Invest New Drugs, 2019, 37 (4): 731-737.

63. WANG L, HE Z, YANG S, et al. The impact of previous therapy strategy on the efficiency of anlotinib hydrochloride as a third-line treatment on patients with advanced non-small cell lung cancer (NSCLC): a subgroup analysis of ALTER0303 trial [J]. Transl Lung Cancer Res, 2019, 8 (5): 575-583.

64. CHENG Y, HAN B, LI K, et al. Effect of anlotinib as a third-or further-line therapy in advanced non-small cell lung cancer patients with different histologic types: Subgroup analysis in the ALTER0303 trial [J]. Cancer Med, 2020, 9 (8): 2621-2630.

65. JIANG S, LIANG H, LIU Z, et al. The Impact of Anlotinib on Brain Metastases of Non-Small Cell Lung Cancer: Post Hoc Analysis of a Phase Ⅲ Randomized Control Trial (ALTER0303)[J]. Oncologist, 2020, 25 (5): e870-e874.

66. WU D, NIE J, HU W, et al. A phase Ⅱ study of anlotinib in 45 patients with relapsed small cell lung cancer [J]. Int J Cancer, 2020, 18 (10): 33161.

67. BI N, LIU L, LIANG J, et al. Efficacy and safety of concurrent chemoradiotherapy in ECOG 2 patients with locally advanced non-small-cell lung cancer: a subgroup analysis of a randomized phase Ⅲ trial [J]. BMC Cancer, 2020, 20 (1): 278.

68. NIE K, GUO X, YOU Y, et al. S-1 Maintenance Therapy in Extensive Stage Small-Cell Lung Cancer-A Randomized Clinical Study [J]. Cancer Control, 2020, 27 (2): 1073274820932004.

69. PAN Z, YANG G, HE H, et al. Intrathecal pemetrexed combined with involved-field radiotherapy as a first-line intra-CSF therapy for leptomeningeal metastases from solid tumors: a phase Ⅰ/Ⅱ study [J]. Ther Adv Med Oncol, 2020, 12: 1758835920937953.

70. WU K, ZHU L, WANG J, et al. A phase Ⅱ study of concurrent nab-paclitaxel/carboplatin combined with thoracic radiotherapy in locally advanced squamous cell lung cancer [J]. J Thorac Dis, 2019, 11 (11): 4529-4537.

71. YANG Y, CHANG J, HUANG C, et al. A randomised, multicentre open-label phase Ⅱ study to evaluate the efficacy, tolerability and pharmacokinetics of oral vinorelbine plus cisplatin versus intravenous vinorelbine

plus cisplatin in Chinese patients with chemotherapy-naive unresectable or metastatic non-small cell lung cancer [J]. J Thorac Dis, 2019, 11 (8): 3347-3359.

72. CUI Z, ZHANG Y, XU C, et al. Comparison of the results of two chest tube managements during an enhanced recovery program after video-assisted thoracoscopic lobectomy: A randomized trial [J]. Thorac Cancer, 2019, 10 (10): 1993-1999.

73. LI J, DAVIES M, YE M, et al. Impact of an Animation Education Program on Promoting Compliance With Active Respiratory Rehabilitation in Postsurgical Lung Cancer Patients: A Randomized Clinical Trial [J]. Cancer Nurs, 2019, 8 (10): 0000000000000758.

74. CHEN X, JIN R, XIANG J, et al. Methods for Dissecting Intersegmental Planes in Segmentectomy: A Randomized Controlled Trial [J]. Ann Thorac Surg, 2020, 110 (1): 258-264.

75. ZHANG JT, DONG S, CHU XP, et al. Randomized Trial of an Improved Drainage Strategy Versus Routine Chest Tube After Lung Wedge Resection [J]. Ann Thorac Surg, 2020, 109 (4): 1040-1046.

76. Hu X, Bao Y, Xu YJ, et al. Final report of a prospective randomized study on thoracic radiotherapy target volume for limited-stage small cell lung cancer with radiation dosimetric analyses [J]. Cancer, 2020, 126 (4): 840-849.

77. BOWEN SR, HIPPE DS, CHAOVALITWONGSE WA, et al. Voxel Forecast for Precision Oncology: Predicting Spatially Variant and Multiscale Cancer Therapy Response on Longitudinal Quantitative Molecular Imaging [J]. Clin Cancer Res, 2019, 25 (16): 5027-5037.

78. XING Y, CHAND G, LIU C, et al. Early Phase I Study of a (99m) Tc-Labeled Anti-Programmed Death Ligand-1 (PD-L1) Single-Domain Antibody in SPECT/CT Assessment of PD-L1 Expression in Non-Small Cell Lung Cancer [J]. J Nucl Med, 2019, 60 (9): 1213-1220.

79. SUN N, SUN S, GAO Y, et al. Utility of isocitrate dehydrogenase 1 as a serum protein biomarker for the early detection of non-small-cell lung cancer: A multicenter in vitro diagnostic clinical trial [J]. Cancer Sci, 2020, 111 (5): 1739-1749.

80. GASCÓN P, NAGARKAR R, ŠMAKAL M, et al. A Randomized, Double-Blind, Placebo-Controlled, Phase Ⅲ Noninferiority Study of the Long-Term Safety and Efficacy of Darbepoetin Alfa for Chemotherapy-Induced Anemia in Patients With Advanced NSCLC [J]. J Thorac Oncol, 2020, 15 (2): 190-202.

81. ZHAO H, JIA L, CHEN G, et al. A prospective, three-arm, randomized trial of EGCG for preventing radiation-induced esophagitis in lung cancer patients receiving radiotherapy [J]. Radiother Oncol, 2019, 137: 186-191.

82. OU J, ZHU X, CHEN P, et al. A randomized phase Ⅱ trial of best supportive care with or without hyperthermia and vitamin C for heavily pretreated, advanced, refractory non-small-cell lung cancer [J]. J Adv Res, 2020, 24: 175-182.

83. LIN L, ZHANG Y, QIAN HY, et al. Auricular acupressure for cancer-related fatigue during lung cancer chemotherapy: a randomised trial [J]. BMJ Support Palliat Care, 2019, 11 (1): 32-39.

84. BI N, LIANG J, ZHOU Z, et al. Effect of Concurrent Chemoradiation With Celecoxib vs Concurrent Chemoradiation Alone on Survival Among Patients With Non-Small Cell Lung Cancer With and Without Cyclooxygenase 2 Genetic Variants: A Phase 2 Randomized Clinical Trial [J]. JAMA Netw Open, 2019, 2 (12): e1918070.

二、中国在研肺癌临床试验

【检索方法】

本次数据以 2019 年 8 月 1 日—2020 年 7 月 31 日为时间截点,分析中国研究者参与的正在进行之中的肺癌相关临床研究,检索范围来源于 ClinicalTrials.gov、药物临床试验登记与信息公示平台(http://www.chinadrugtrials.org.cn/eap/main)、中国临床试验注册中心(http://www.chictr.org.cn/about.aspx)三个网站。

在 clinicalTrials.gov 上利用"Lung Cancer"限定疾病种类、限定区域为中国,研究状态限定为"Not yet recruiting"(尚未招募)、"Recruiting"(正在招募)和"Active, not recruiting"(进行中,非招募中),以此为范围检索已注册且正在进行的肺癌的临床研究,共 710 项肺癌临床研究。

在药物临床试验登记与信息公示平台,将"适应证"限定为"肺癌"、"试验状态"限定为"进行中"及"已完成",共检索出 345 项临床试验;将"适应证"限定为"实体瘤","试验状态"限定为"进行中"及"已完成",共检索出 359 项临床研究,其中 5 项纳入人群中未包含肺癌患者予以剔除。

在中国临床试验注册中心网站上,将"研究疾病名称"限定为"肺癌","研究实施时间"限定为"从 2019/8/1 至 2020/7/31","征募研究对象情况"限定为"尚未开始""正在进行""已结束",各检索出 140、231、57 项符合条件的试验。在 57 项已结束的肺癌临床试验中,45 项临床试验的结束时间早于 2019/8/1,予以剔除。将"研究疾病名称"限定为"实体瘤","研究实施时间"为"从 2019/8/1 至 2020/7/31","征募研究对象情况"限定为"尚未开始""正在进行""已结束",各检索出 2、10、4 项符合条件的临床研究。在 16 项实体瘤临床试验中,2 项临床研究的纳入人群中未包含肺癌患者,2 项临床研究的结束时间早于 2019/8/1,予以剔除。

综上,中国研究者参与的正在进行之中的肺癌相关临床研究有 1 704 项,由于部分研究同时在 2 个或 3 个网站均有注册,剔除重复注册的 89 项临床研究,共计 1 615 项肺癌临床研究(图 6)。

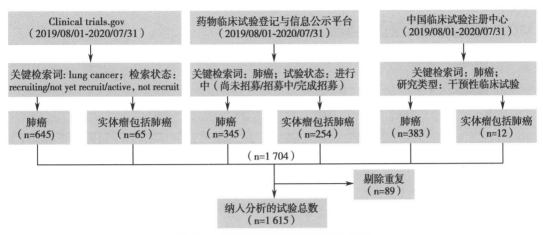

图 6 中国在研肺癌临床试验检索流程

（一）肺癌在研临床研究概况

1. 临床研究药物分类分期

我们对这 1 615 项临床研究进一步细分,将其按照多方面的指标进行分类及展示以期望可以看到中国正在开展的临床研究的一个概貌。我们将器械、设备、测序、造影剂、中药、麻醉药物和方式及非抗癌药物等归于其他类型的研究,因此我们将这些研究分为抗肿瘤药物(后续简称药物)、放疗、手术及其他这四类研究。在这 1 615 项临床研究中,85% 的临床研究是干预性研究,其中药物研究占据主要部分为 60%,其中有 436 项靶向治疗相关的临床研究,344 项免疫治疗相关的临床研究,144 项抗血管相关的临床研究,81 项化疗相关的临床研究,可以看到靶向治疗的研究仍然是热点,免疫治疗成"新贵",势不可挡,大有后来居上之势。其中靶向治疗的临床研究主要以 I 期临床研究为主,共有 210 项(48.2%)靶向治疗的临床试验在开展 I 期临床试验;而免疫治疗相关的临床研究主要以Ⅲ期临床研究为主,共有 131 项临床研究,超过了总体的 40%(图 7)。

靶向治疗作为药物临床研究的重点,一直是大家关注的内容。在这 436 项靶向治疗的临床研究中,我们可以看到 EGFR 相关的临床研究有 231 项(53%),占据了半壁江山,其中一代 EGFR-TKI 药物研究主要为Ⅱ期和Ⅲ期的临床试验,而三代 EGFR-TKI 药物研究主要为 I 期临床试验。另外 EGFR 单克隆抗体和 EGFR/MET 双特异性抗体的相关药物也开始进入大家的视野。MET 相关的临床研究开展也日益成为大家重点关注的对象,MET 相关临床研究主要在开展Ⅱ期临床试验。HER2 相关临床研究紧随其后,大家既往都关注的小分子 TKI 抑制剂依旧是重头戏,共 13 项,其中主要在开展 I 期临床试验,HER2 的抗体偶联剂、单克隆抗体和双特异性抗体也逐渐成为研究热门。

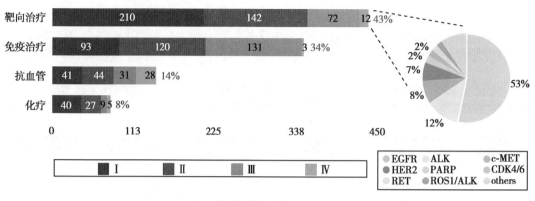

临床研究的分期　　　　　　　　靶向治疗中各个靶点分布情况

图 7　2019 年 8 月 1 日—2020 年 7 月 31 日肺癌临床研究药物分类分期

2. IST 和 IIT

在 60% 的药物研究中,我们按照发起人的不同,将研究分为研究者发起研究(investigator initiated trial,IIT)、制药公司发起研究(industry-sponsored trial,IST)以及其他类型的研究。IST 研究是以产品注册上市为目的,旨在对药物的安全性、有效性和不良反应进行客观、科学地评价,从而为药品审评与审批提供重要依据。而 IIT 研究是指由研究者发起的一个或一系列临床研究,其与企业发起的临床研究最大区别在于 IIT 研究中企业不承担主导角色和申办者职责,仅直接或间接提供试验药、对照药或部分经费。我们可以看到 2019—2020 年开展的肺癌相关的药物临床研究中 IIT 研究所占比例为 32%,由此可以看出由研究者发起的临床研究在整个药物临床试验范畴内起着非常重要的作用。我们希望 IIT 研究在未来占据更高的比例,因为这一部分研究代表着中国肺癌领域专家在临床试验研究设计中的创新性,而且高质量的 IIT 结果也可以作为支持批准增加新适应证的重要参考依据。

肺癌新药的发展迅速,我们可以看到在 IST 和 IIT 中临床研究的分期和药物靶点占比明显不同。药企发起的研究分期大多分布在 I 期,而 I 期研究一般是初步的临床药理学试验,这与 IST 的注册上市目的是一致的。而在 IIT 研究中,从临床研究分期可以看到约 54.3% 的临床研究处于 II 期阶段,其次为 III~IV 期,由此可以看到,中国肺癌领域专家开展的药物临床试验大多数已经完成了代谢和动力学的研究,但是否可以通过人体安全性这一关,加入到与其他标准药物的竞争之中,仍然是中国临床研究者急需解决的问题之一。同时 IST 的研究类型主要以靶向药物为主,可见在中国药企目前的重心依旧是在靶向药物的研发;而在 IIT 研究中,靶向治疗、免疫治疗、抗血管治疗的临床研究不相上下,几乎可以说是三分天下(图 8)。

3. 主要研究者地域分布

根据统计的数据,我们看到临床试验的地域分布不均匀,主要集中在沿海地区,中西部地区相对较少,排在前三的城市分别是北京(230 个)、上海(193 个)、广州(169 个)。各机构排行中,中国医学科学院肿瘤医院(123 个)高居榜首,中山大学附属肿瘤防治中心(79 个)、广东省人民医院(56 个)位列第二及第三,上海交通大学附属胸科医院(40 个)、上海市东方医院(35 个)、同济大学附属上海市肺科医院(28 个)紧随其后。中国临床试验在地域上的分布也充分体现了各个城市的医疗水平。北京、上海、广州三大一线城市拥有最多的临床试验数量,患者在这 3 个城市可以得到更为丰富的临床试验资源和更大的入组机会,其次是长春、长沙等。进一步分析各家医院承接的肺癌临床试验情况,可以看到承接肺癌临床试验的主要医院有中国医学科学院肿瘤医院、中山大学肿瘤防治中心、广东省人民医院、上海交通大学附属胸科医院、上海市东方医院、同济大学附属上海市肺科医院等。而其中的主要研究者(Leading PI)有石远凯、吴一龙、张力、周彩存、陆舜、韩宝惠、张永昌、程颖、王洁、李进教授等。从药物种类来看,靶向治疗和免疫治疗均是每个主要研究者的研究重头戏。其中石远凯教授和吴一龙教授以研究靶向药物为主,其作为主要研究者开展的靶向治疗临床研究均超过了 30 项。另外周彩存教授作为主要研究者开展的免疫治疗临床研究最多(19 项),其次是吴一龙教授、张力教授、陆舜教授(图 9)。

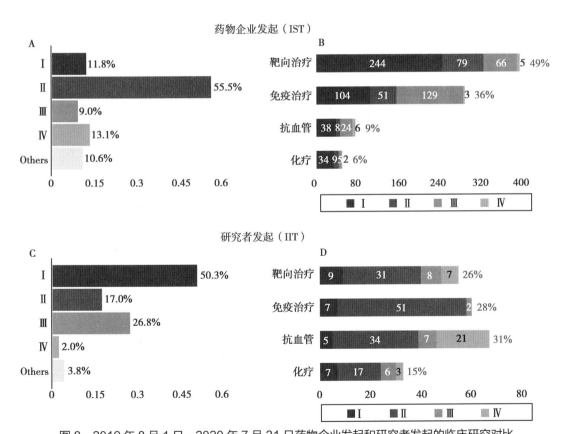

图 8　2019 年 8 月 1 日—2020 年 7 月 31 日药物企业发起和研究者发起的临床研究对比
A. 药物企业发起的临床研究分期情况;B. 药物企业发起的临床研究药物分布情况;C. 研究者发起的临床研究分期情况;D. 研究者发起的临床研究药物分布情况。Others 包括了预实验、诊断试验、病因学研究、流行病学研究等无法归于Ⅰ~Ⅳ期的临床研究。

（二）以 EGFR 为靶点的相关药物研究

EGFR 突变是 NSCLC 最主要的驱动基因,在肺癌的发生中具有重要作用。随着精准医学的发展,针对 *EGFR* 靶点已有多类药物出现,包括 EGFR-TKI[1-15]、EGFR 单克隆抗体[16-21]、EGFR 双抗[22]等。

目前检索到的在中国开展的靶向 EGFR 的药物临床研究共有 207 项,涉及药物共 56 个,其中一代 EGFR-TKI 7 个,二代 EGFR-TKI 12 个,三代 EGFR-TKI 24 个,EGFR 单克隆抗体 7 个,EGFR/MET 双克隆抗体 3 个(图 10)。由此可以看出,随着三代 EGFR-TKI 奥希替尼、阿美替尼在中国的上市,且奥希替尼继一、二代 TKI 成为 *EGFR* 突变非小细胞肺癌患者一线标准治疗后,药企对一、二代 TKI 的开发热情明显小于三代 TKI,三代 EGFR-TKI 已出现扎堆开发模式。同时除了小分子靶向药外,针对 EGFR 靶点的大分子生物药,尤其是双克隆抗体正成为未来药物开发的一个新方向。

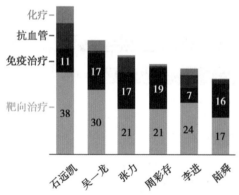

图 9 2019 年 8 月 1 日—2020 年 7 月 31 日承接肺癌临床研究前六名的主要研究者开展的临床研究的主要方向

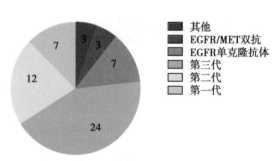

图 10 中国目前开展的 EGFR 靶点临床研究的药物分类情况

所有研究当中,由制药企业发起或赞助的研究为 154 项,占所有研究的 75.8%,由此可以看到新药的研发以及药物各适应证的探索性研究中,药企作为投资方仍然是扮演了重要的角色。从 EGFR 靶点相关研究的主要研究者看,吴一龙、石远凯和周彩存教授承担的项目最多,分别为 19 项、15 项和 12 项。从临床研究所处的分期来看,Ⅰ 期研究 73 个,占比 35.3%;Ⅱ 期研究 61 个,占比 29.5%;Ⅲ 期研究 41 个,占比 19.8%(图 11)。在所有研究中针对晚期肺癌的研究为 161 项,占比 77.8%,同时也看到,有 10 项研究是针对早期的肺癌人群,说明虽然目前 EGFR 为靶点的治疗仍然主要是针对晚期人群,但随着该类药物在晚期非小细胞肺癌人群治疗疗效的确认,已经有越来越多的研究开始期待将适应证人群扩展至早期肺癌。

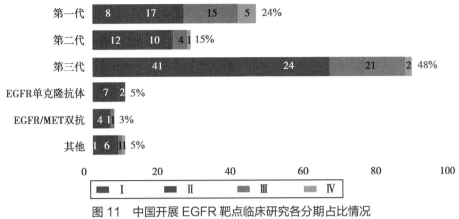

图 11　中国开展 EGFR 靶点临床研究各分期占比情况

注:* 其中 I / II 期归为 II 期，II / III 期归为 III 期。

从研究设计看,靶向 EGFR 的单药临床研究有 163 项,涉及 56 种药物,这些药物涉及靶点包括 *EGFR* 突变、*EGFR/HER2* 双突变、*EGFR/MET* 双变异等。其中针对 *EGFR* 敏感突变开发的药物最多,占 69%,其中大部分为三代 TKI。也有小部分药物针对 *EGFR* 的耐药机制进行了开发,如靶向 *EGFR* 20ins 及靶向 *EGFR/MET* 双靶点。其中针对 *EGFR* 20ins 开发的药物有武田公司的 TAK-788 和再鼎医药的 CLN-081。针对 *EGFR/MET* 双靶点的药物有强生公司的 Amivantamab 和岸迈生物的 EMB-01。

163 项单药研究中,第一代 EGFR-TKI 的单药研究共 34 项,主要研究方向是探索该类药物在 *EGFR* 突变的可手术 NSCLC 患者中辅助治疗或新辅助治疗的疗效。第二代 EGFR-TKI 的单药研究共 30 项,主要研究方向是针对 *EGFR* 少见突变的治疗效果探索。第三代 EGFR-TKI 的单药研究最多,共 81 项,其中奥希替尼主要是做 IV 期研究,同时也对辅助治疗和新辅助治疗进行了探索。ADAURA 研究是一项全球性的 III 期双盲随机对照临床研究,旨在探索奥希替尼作为辅助治疗用于 I B~III A 期 *EGFR* 突变(19del/L858R)、完全切除术(R0切除)后的 NSCLC 患者的疗效和安全性。研究共纳入 682 例患者,术后根据研究者评估后可使用或不使用辅助化疗,之后再随机分为奥希替尼组(80mg/d,339 例)与安慰剂组(343例),治疗直到疾病复发、停药或治疗满 3 年。2020 ASCO 报告,ADUARA III 期研究因取得压倒性优势而提前揭盲,奥希替尼术后辅助治疗可将疾病复发或死亡风险降低 83%。其他第三代 EGFR-TKI 则仍作为快速跟随者正在进行 I ~ III 期的针对一线或二线适应证的临床研究,其中研发进度最快的阿美替尼、艾氟替尼均在开展 III 期随机对照研究,对比吉非替尼作为 *EGFR* 突变阳性、局部晚期或转移性 NSCLC 患者的一线治疗的疗效和安全性。

除了开发多靶点的药物外,采用联合治疗也是另外一种开发思路,相关联合研究为 44 项,占比 21.3%,其中联合放疗 11 项,联合化疗 19 项,联合抗血管药物 7 项,双靶点联合 5 项,联合免疫治疗及联合新抗原疫苗各 1 项。联合治疗的目的:一是进一步提高已有单药治疗的疗效;二是期待可以通过联合治疗克服单药治疗耐药的发生。从研究设计可以看出,越来越多的研究开始探索 EGFR 靶向治疗联合其他治疗的方向,目前联合方案最多的还是联合传统的放、化疗,而随着抗血管药物产品的丰富,联合抗血管治疗研究也越来越多。靶向

EGFR 的药物联合化疗的研究较多,其中值得注意的是有两项研究分别是针对有特定基因特征的人群,探索联合治疗对该类人群的治疗疗效。一项是中科院肿瘤医院王洁教授主导的:阿美替尼联合化疗作为 *EGFR* 伴随肿瘤抑制基因突变患者的一线治疗,另一项是上海市肺科医院周彩存教授主导的一项随机、多中心、II 期研究:吉非替尼对比吉非替尼联合化疗或抗血管生成作为一线治疗用于检测到 *BIM* 缺失或低 *EGFR* 激活突变丰度的晚期 NSCLC 患者。随着放疗在 *EGFR* 突变 NSCLC 患者的全程管理中的作用越来越重要,是否可以采用 EGFR-TKI 联合放疗,以及什么时候进行放疗,采用什么方式放疗等问题也逐渐成为研究者关注的方向。靶向 EGFR 的药物联合放疗的临床研究见表 9。除放疗外,联合抗血管治疗也是一个值得探索的研究方向。广东省人民医院周清教授主导的 CTONG1509 研究已经证明一线采用联合 EGFR-TKI 和贝伐珠单抗对比单用 EGFR-TKI 可以延长晚期 NSCLC 患者的 PFS。但是如何合理联用抗血管生成药物,以及和其他类型如小分子抗血管多激酶抑制剂联用是否仍可获益等临床问题,仍然有待解决。靶向 EGFR 的药物联合抗血管药物的研究见表 10。值得注意的是肿瘤疫苗也开始崭露头角,石家庄市第一人民医院张燕发起了一项 I 期的 EGFR-TKI 联合个性化新抗原肽疫苗治疗非小细胞肺癌的研究。晚期 *EGFR* 突变型 NSCLC 接受免疫治疗疗效不佳,虽然也有少量研究探索了 EGFR-TKI 靶向联合免疫的方向,但目前看来仍未成为主流研究方向。

表 9   EGFR 靶点药物联合放疗的临床研究

研究标题	研究注册号	研究分期	主要研究者	牵头单位
EGFR 突变阳性 NSCLC 患者靶向治疗 SD 后联合贝伐珠单抗或放疗疗效与安全性研究	ChiCTR-1800019856	IV 期	周向东	中国人民解放军陆军军医大学第一附属医院
盐酸埃克替尼联合放疗治疗 *EGFR* 突变局部 III 期肺腺癌的临床研究	ChiCTR-PPC-15006771	III 期	曲宝林	中国人民解放军总医院
一项多中心的前瞻性研究,以测定埃克替尼联合放疗早期干预或晚期干预患有脑转移和 *EGFR*(表皮生长因子受体)突变的 NSCLC 患者的疗效	NCT04058704	III 期	陈明	中国科学院大学附属肿瘤医院
表皮生长因子受体酪氨酸激酶抑制剂联合早期立体定向放射治疗晚期非小细胞肺癌的疗效观察	NCT03727867	III 期	杨海华	浙江省台州医院
IMRT 与 EGFR-TKI 联合治疗 IV 期非小细胞肺癌	NCT03258671	NA	卢冰	贵州医科大学附属医院
吉非替尼联合放疗治疗携带 *EGFR* 敏感突变的 NSCLC 患者	NCT03381430	NA	朱广营	中日友好医院

续表

研究标题	研究注册号	研究分期	主要研究者	牵头单位
一项在Ⅲ期不可切除非小细胞肺癌（LAURA）患者中评估放化疗后奥希替尼作用的全球研究	NCT03521154	Ⅲ期	陆舜	上海交通大学附属胸科医院
用于确定大剂量埃克替尼联合立体定向放射手术治疗具有 EGFR 突变并伴有脑转移的 NSCLC 患者的疗效和安全性，一项Ⅱ期研究	NCT02726568	Ⅱ期	卢铀	四川大学华西医院
用于确定大剂量埃克替尼联合立体定向放射手术治疗具有 EGFR 突变并伴有脑转移的 NSCLC 患者的疗效和安全性，一项Ⅱ期研究	NCT02714010	Ⅲ期	陈丽昆	中山大学肿瘤防治中心
尼妥珠单抗联合放化疗治疗不可切除的局部晚期鳞状细胞肺癌的前瞻性、双盲、随机Ⅱ期研究	NCT02577341	Ⅱ期	邱波	中山大学肿瘤防治中心
埃克替尼联合胸部放疗对比埃克替尼单药治疗 EGFR 突变阳性晚期 NSCLC 的多中心、随机对照Ⅲ期临床试验	ChiCTR-IIR-16007769	Ⅲ期	李宝生	山东省肿瘤医院

注:NA 表示在 clinical trial 网站上未查询到。

表 10 EGFR 靶点药物联合抗血管药物的临床研究

注册编号	药物分类	研究分期	主要研究者	牵头单位
EGFR 突变阳性 NSCLC 患者靶向治疗 SD 后联合贝伐珠单抗或放疗疗效与安全性研究	ChiCTR-1800019856	Ⅳ期	周向东	中国人民解放军陆军军医大学第一附属医院
一项吉非替尼联合安罗替尼或安慰剂治疗既往未经治疗的 EGFR 突变阳性晚期非小细胞肺癌患者的多中心、随机、双盲研究	NCT04028778	Ⅲ期	张力	中山大学肿瘤防治中心
一项吉非替尼联合安罗替尼或安慰剂治疗既往未经治疗的 EGFR 突变阳性晚期非小细胞肺癌患者的多中心、随机、双盲研究	NCT03647592	NA	张永昌	湖南省肿瘤医院
吉非替尼联合安罗替尼治疗一线治疗后血浆 ctDNA EGFRm 未清除的晚期非鳞状 NSCLC 患者	NCT04358562	Ⅱ期	刘安文	南昌大学第二附属医院

续表

注册编号	药物分类	研究分期	主要研究者	牵头单位
奥希替尼联合安罗替尼治疗接受奥希替尼治疗后进展的 *EGFR* T790M 突变 NSCLC 患者	NCT04438902	Ⅱ期	王跃红	浙江大学医学院附属第一医院
吉非替尼联合贝伐珠单抗一线治疗 *EGFR* 敏感突变的晚期非小细胞肺癌的疗效及安全性	ChiCTR-OPN-16010148	Ⅳ期	卢慧宇	泰州市人民医院
法米替尼联合 HS-10296 治疗非小细胞肺癌的有效性和安全性	CTR20191893	Ⅱ期	周彩存	上海市肺科医院

注:NA 表示在 clinical trial 网站上未查询到。

总的来说,针对肺癌 EGFR 靶点开发的药物主要还是以 TKI 为主,其中针对 *EGFR* 敏感突变开发的药物占大多数。随着奥希替尼获批 *EGFR* 突变阳性的局部晚期或转移性非小细胞肺癌患者一线治疗,以及奥希替尼在早期 *EGFR* 突变肺癌肿瘤切除后辅助治疗获得成功,三代 TKI 已经成为被众多生物制药公司研发管线追捧的热门药物。除了针对 *EGFR* 敏感突变的药物开发外,也有部分临床研究是针对目前疗效欠佳的 *EGFR* 20ins 突变或针对 EGFR-TKI 耐药人群进行。例如 TAK-788 针对 *EGFR* 20ins 的 NSCLC 患者开展了一系列研究,EGFR/MET 双靶点药物针对 EGFR-TKI 耐药人群进行了临床研究,以及各类型 EGFR-TKI 都在开展联合治疗研究等。随着一、二、三代 EGFR-TKI 的普及,未来针对 EGFR-TKI 耐药人群的新药研发或联合治疗预计会成为 NSCLC 临床研究的趋势。

(三) 以 MET 为靶点的相关药物研究

近些年,肺癌的靶向治疗的发展极大地改善了临床患者的生存状况,尤其是 EGFR 抑制剂的发展,携带 *EGFR* 常见突变的晚期非小细胞肺癌的患者,总生存期约提高到了 22~30 个月[23-27],针对肺癌七大驱动基因的小分子抑制剂也相继上市(*EGFR*,*ALK*,*ROS1*, *BRAF*,*MET*,*RET* 和 *NTRK* 等)。而针对新靶点的研发也成为肺癌重要的研究方向。

MET 基因,又称 *c-MET*,全称间质表皮转化因子(mesenchymal to epithelial transition factor,*MET*),又称细胞间质表皮转化因子(cellular-mesenchymal to epithelial transition factor,*MET*)或者肝细胞生长因子受体(hepatocyte growth factor receptor,*HGFR*)等,属于 PTKs 家族的一员,位于人类第 7 条染色体(7q21-q31)区域,全长 120bp,包含 21 个外显子及 20 个内含子[28]。肝细胞生长因子(hepatocyte growth factor,HGF)是 MET 迄今为止唯一的配体。HGF 主要来源于间质细胞,以旁分泌的形式作用于表达 MET 受体的上皮细胞。在非小细胞肺癌中,当 HGF 和 c-MET 蛋白结合后,可诱导受体的同源二聚体化和位于酪氨酸激酶结构域催化环的酪氨酸磷残基磷酸化,激活 c-MET 胞质内蛋白激酶结构公域中的酪氨酸激酶,进一步激活下游一系列的信号通路,比如 PI3K/Akt、MAPK、FAK、RAS 和 STAT 等,从而发挥促进肿瘤细胞增殖、细胞生长、细胞迁移、侵袭血管及血管生成等效应[29]。

MET 基因在肺癌中的主要变异形式有 MET14 外显子跳跃突变（MET exon14 skipping mutations）、MET 过表达、MET 扩增、MET 重排 / 融合等，在肺癌中主要扮演的角色有：预后标记标志物、耐药机制、治疗靶点等。在未经治疗的 NSCLC 中广泛存在 MET 蛋白异常表达，但 MET 扩增患者比较少见，仅占 1%~5%。EGFR 突变 NSCLC 经 EGFR-TKI 治疗耐药后，MET 扩增患者约占 5%~22%，MET 蛋白过表达发生率高达 65%[30-33]。在所有 NSCLC 中，MET 14 外显子跳跃突变率约为 3%，在肺肉瘤样癌（PSC）中的突变率更是高达 32%，且女性、非吸烟、早期、年老的患者（平均 70 岁）多见[34-35]。MET14 外显子跳跃突变往往不与其他驱动基因突变共存（EGFR，ALK，ROS1，KRAS 和 BRAF），但可能伴随 MET 拷贝数扩增 / MET 蛋白过表达，尤其是晚期患者[34]。

目前，针对 MET14 外显子跳跃突变的特泊替尼（tepotinib）和卡马替尼（capmatinib）已经在国外相继获批上市，中国自主研发的 MET 抑制剂沃利替尼（savolitinib）在 2020 年 ASCO 年会上公布的 II 期临床研究（NCT02897479）数据[36]，展现出良好的疗效和生存获益：入组的 70 例 MET 14 号外显子突变的非小细胞肺癌患者，其中 93% 的患者处于Ⅳ期，肺肉瘤样癌患者超过 1/3，脑转移患者超过 1/4，但沃利替尼的客观缓解率仍然达到 47.5%，疾病控制率更是高达 93.4%，有望成为第一个在中国内地上市的 MET-TKI。

截至 2020 年 8 月，国内注册的针对晚期肺癌的 MET 基因变异的临床试验有 37 个（图 12），涉及的研究药物包括特泊替尼、伯瑞替尼（bozitinib）、沃利替尼、Amivantamab（JNJ-61186372）、卡马替尼、EMB-01、telisozuzumab、TQ-B3139 等。纵观这 37 个临床研究，从主要承担机构来看，广东省人民医院牵头 12 个（11 项主要 PI 是吴一龙教授），上海交通大学附属胸科医院和中国医学科学院肿瘤医院各牵头 4 个，主要 PI 分别是韩宝惠教授和石远凯教授。从临床研究的阶段来看，Amivantamab 进入了Ⅲ期临床研究阶段。沃利替尼、卡马替尼、EMB-01、Telisozuzumab、TQ-B3139 等进入Ⅱ期临床研究阶段。从药物类型来看，这 8 个临床研究药物中除了 Amivantamab 和 EMB-01 是 EGFR/MET 双特异性抗体以外，telisotuzumab vedotin（ABBV-399），Sym-015 属于 MET 单克隆抗体，其余均是针对 MET 变异的 TKI。从研究靶点来看，原发性 MET 扩增 / 获得性 MET 扩增 /MET 14 外显子跳跃等均有覆盖。从研究方案来看，MET-TKI 和免疫联合是新的研究热点，治疗值得一提的是，尽管存在争议，但大多数相关临床试验的入组都以 IHC 2+/IHC 3+（至少 50% 的肿瘤细胞中度及以上着色），FISH 检测 MET/CEP7 ≥2 和 / 或基因拷贝数 ≥5 为标准（表 11）。

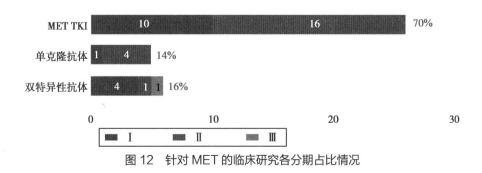

图 12　针对 MET 的临床研究各分期占比情况

2019—2020 年度中国肺癌临床研究进展

表 11　36 个国内注册的 MET 临床试验

注册编号	药物分类	靶点	研究药物	研究分期	入组瘤种	临床分期	治疗线数	牵头单位	主要研究者
CTR20192589	TKI	MET	特泊替尼	II	肺癌	IV	二线及以上	广东省人民医院	吴一龙
CTR20192576	TKI	MET	特泊替尼	II	肺癌	III~IV	一线到多线	广东省人民医院	吴一龙
NCT01982955	TKI	MET	特泊替尼	I/II	肺癌	IV	二线及以上	Merck KGaA, Darmstadt, Germany	NA
NCT02864992	TKI	MET	特泊替尼	II	肺癌	IV	一线到多线	NA	NA
CTR20150252	TKI	MET	特泊替尼	I/II	肺癌	IIIB~IV	二线	广东省人民医院	吴一龙
NCT03778229	TKI	MET	沃利替尼	II	肺癌	IV	二线及以上	AstraZeneca|Hutchison MediPharma	NA
CTR20140879	TKI	MET	沃利替尼	I	肺癌	IIIB~IV	二线及以上	广东省人民医院	吴一龙
CTR20192525	TKI	MET	谷美替尼	I/II	肺癌	IV	二线及以上	广东省人民医院	吴一龙
CTR20191837	TKI	MET	谷美替尼	II	肺癌	III~IV	二线及以上	上海交通大学附属胸科医院	陆舜
NCT04270591	TKI	MET	谷美替尼	I/II	肺癌	III~IV	一线到多线	上海交通大学附属胸科医院	陆舜
NCT03466268	TKI	MET	谷美替尼	I	实体瘤包括肺癌	III~IV	一线	广东省人民医院	吴一龙
CTR20171293	TKI	MET	谷美替尼	I	实体瘤包括肺癌	III/IV	一线到多线	上海市东方医院	李进
CTR20191957	TKI	MET	伯瑞替尼	II	肺癌	NA	一线到多线	广东省人民医院	吴一龙
CTR20160228	TKI	MET	伯瑞替尼	I	肺癌	IV	一线到多线	广东省人民医院	吴一龙
NCT02414139	TKI	MET	卡马替尼	II	肺癌	IIIB/IV	一线到多线	Novartis Pharmaceuticals|Novartis	NA
NCT04139317	TKI	MET	卡马替尼	II	肺癌	IV	一线	Novartis Pharmaceuticals|Novartis	NA

续表

注册编号	药物分类	靶点	研究药物	研究分期	入组瘤种	临床分期	治疗线数	牵头单位	主要研究者
CTR20191786	TKI	MET/VEGFR2	康尼替尼	I	实体瘤包括肺癌	III~IV	二线及以上	中国医学科学院肿瘤医院	石远凯
CTR20190514	TKI	MET/VEGFR2	呋喹替尼	I b/II	实体瘤包括肺癌	III B/IV	二线及以上	上海市东方医院	李进
NCT04077463	双特异性抗体	EGFR/MET	Amivantamab (JNJ-6372)	I	肺癌	IV	一线	Janssen Research & Development, LLC Clinical Trial	Janssen Research & Development, LLC Clinical Trial
NCT02609776	双特异性抗体	EGFR/MET	Amivantamab (JNJ-6372)	I	肺癌	III B/IV	二线及以上	Janssen Research & Development, LLC	NA
NCT04487080	双特异性抗体	EGFR/MET	Amivantamab (JNJ-6372)	III	肺癌	III B/IV	一线	Janssen Research & Development, LLC	NA
CTR20190589	双特异性抗体	EGFR/MET	Amivantamab (JNJ-6372)	I	肺癌	III~IV	二线及以上	广东省人民医院	吴一龙
NCT03797391	双特异性抗体	EGFR、MET	EMB-01	I/II	实体瘤包括肺癌	III-IV	二线及以上	广东省人民医院	吴一龙
CTR20190241	双特异性抗体	EGFR/MET	EMB-01	I	实体瘤包括肺癌	III C~IV	二线及以上	广东省人民医院	吴一龙
NCT04398940	TKI	MET	TQ-B3139	II	肺癌	IV	一线到多线	上海交通大学附属胸科医院	韩宝惠
CTR20200838	TKI	MET	TQ-B3139	II	肺癌	III B/IV	二线及以上	上海交通大学附属胸科医院	韩宝惠
CTR20160757	TKI	MET、AXL	BPI-9016M	I	肺癌	III B/IV	一线到多线	中国医学科学院肿瘤医院	石远凯
CTR20150474	TKI	MET/AXL	BPI-9016M	I	实体瘤包括肺癌	III/IV	一线到多线	中国医学科学院肿瘤医院	石远凯

续表

注册编号	药物分类	靶点	研究药物	研究分期	入组瘤种	临床分期	治疗线数	牵头单位	主要研究者
CTR20160757	TKI	MET、AXL	BPI-9016M	I	肺癌	ⅢB/Ⅳ	一线到多线	中国医学科学院肿瘤医院	石远凯
CTR20150474	TKI	MET/AXL	BPI-9016M	I	实体瘤包括肺癌	Ⅲ/Ⅳ	一线到多线	中国医学科学院肿瘤医院	石远凯
CTR20191542	TKI	MET/VEGFR2	LMV-12	I	实体瘤包括肺癌	ⅢB/Ⅳ	二线及以上	中国医学科学院肿瘤医院	石远凯
CTR20191417	TKI	MET	HS-10241	I	实体瘤包括肺癌	Ⅳ	二线及以上	上海市胸科医院	陆舜
CTR20192450	TKI	MET	SPH3348	I	实体瘤包括肺癌	Ⅳ	二线及以上	蚌埠医学院第一附属医院	周焕
NCT01897480	单克隆抗体	MET	Emibetuzumab（LY2875358）	Ⅱ	肺癌	Ⅳ	一线	Eli Lilly and Company	NA
NCT02648724	单克隆抗体	MET	Sym-015	I/Ⅱ	实体瘤包括肺癌	Ⅲ~Ⅳ	二线及以上	玛丽医院	NA
CTR20190169	单克隆抗体	MET	SHR-A1403	I	实体瘤包括肺癌	Ⅳ	二线及以上	复旦大学附属肿瘤医院	胡夕春

注：NA 表示在 clinical trial 网站上未查询到。

（四）以 HER2 为靶点的相关药物研究

人表皮生长因子受体 2（human epidermal growth factor receptor 2，*HER2*）基因变异主要包括 *HER2* 基因突变、过表达和基因扩增，已被证实在包括乳腺癌和胃癌在内的许多癌症中发挥重要作用[37-41]。*HER2* 突变被认为是非小细胞肺癌驱动基因之一，其发生率在 2%~4%，最常见的 *HER2* 突变亚型是 *HER2* 20 号外显子插入突变 A775_G776insYVMA[42-46]。针对 *HER2* 突变的药物包括小分子酪氨酸激酶抑制剂单克隆抗体、抗体偶联药物（antibody-drug conjugate，ADC）。目前检索到的靶向 HER2 的药物临床研究有 25 项（表 12），14 项研究药物为针对 HER2 或者泛 HER 的 TKI（包括 DZD9008、达克替尼、吡咯替尼、TAK-788、波奇替尼、FCN-411、迈华替尼、ZN-A-1041、AMX3009、普维替尼），4 项研究药物为单克隆抗体或者双特异性抗体（泽妥珠单抗、HLX22、MRG002、M802），7 项为抗体偶联药物（SHR-A1811、BB-1701、DP303c、重组 HER2 人源化单克隆抗体单甲基奥瑞他汀 F 偶联剂、重组人源化抗 HER2 单克隆抗体-美登素偶联物、A166、BAT8001），其中Ⅲ期临床试验仅有 1 项，为吡咯替尼对比多西他赛用于含铂化疗失败的晚期非小细胞肺癌的有效性和安全性的Ⅲ期临床研究，92%（23/25）为Ⅰ期，Ⅰ/Ⅱ期或者Ⅱ期临床研究（图 13）。发起单位方面，绝大部分（96%）为药企发起的临床研究，开展 HER2 相关研究最多的主要研究者有李进、石远凯、胡夕春和周彩存教授等。

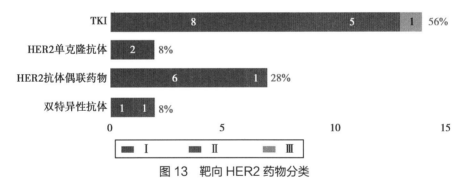

图 13 靶向 HER2 药物分类

（五）以 ALK/ROS1/NTRK/RET 为靶点的相关药物研究

间变性淋巴瘤激酶（anaplastic lymphoma kinase，*ALK*）基因融合、c-ros 癌基因 1（ROS proto-oncogene 1，*ROS1*）基因融合和神经营养受体酪氨酸激酶（neurotrophin receptor kinase，*NTRK*）基因融合是非小细胞肺癌中的重要驱动变异。*ALK* 融合基因是 NSCLC 中最常见的融合基因，最常见的 *ALK* 融合基因是 *EML4-ALK*，发生在约 2%~8% 的 NSCLC 患者群体中[47]。*ROS1* 融合仅占所有 NSCLC 的 0.9%~2%，常见的融合基因包括 *CD74-ROS1*、*SDC4-ROS1*、*EZR-ROS1* 和 *SLC34A2-ROS1*[48]。在非小细胞肺癌中，*NTRK* 基因融合的发生率通常在 1% 以下，约占 0.1%~0.2%[49]。

表 12　靶向 HER2 突变的临床研究汇总

注册编号	靶点	药物分类	研究药物	研究分期	癌种	临床分期	治疗线数	牵头单位	主要研究者
CTR20201351	EGFR/HER2/HER4	TKI	吡咯替尼	Ⅲ	肺癌	Ⅲ~Ⅳ	二线及以上	同济大学附属上海市肺科医院	周彩存
CTR20192097	EGFR/HER2	TKI	DZD9008（DZ0586）	Ⅰ	肺癌	Ⅳ	二线及以上	北京协和医院	王孟昭
NCT04027647	EGFR/HER2	TKI	达克替尼	Ⅱ	肺癌	Ⅲ~Ⅳ	一线	Prince of Wales Hospital	Daniel Tan
NCT04063462	EGFR/HER2/HER4	TKI	吡咯替尼	Ⅱ	肺癌	Ⅳ	一线到多线	天津医科大学肿瘤医院	黄鼎智
NCT02716116	EGFR/HER2	TKI	TAK-788	Ⅰ/Ⅱ	肺癌	ⅢB~Ⅳ	一线到多线	Millennium Pharmaceuticals, Inc.|Takeda	NA
NCT04044170	EGFR/HER2/HER4	TKI	波奇替尼	Ⅱ	肺癌	ⅢB~Ⅳ	二线及以上	Hanmi Pharmaceutical Company Limited	NA
CTR20160812 (NCT03420079)	EGFR/HER2	TKI	FCN-411	Ⅰ	肺癌	Ⅳ	二线	中国医学科学院肿瘤医院	石远凯
CTR20190582	EGFR/HER2/HER4	TKI	TAK-788	Ⅰ/Ⅱ	肺癌	Ⅲ~Ⅳ	二线及以上	同济大学附属上海市肺科医院	周彩存
CTR20191744	EGFR/HER2	TKI	迈华替尼	其他	健康人	NA	NA	辽宁中医药大学附属医院	王文萍
CTR20200987	HER2	TKI	ZN-A-1041	Ⅰ	肺癌*	Ⅲ~Ⅳ	一线到多线	中国医学科学院肿瘤医院	马飞
CTR20200760	EGFR/HER2	TKI	AMX3009	Ⅰ	肺癌*	Ⅳ	一线到多线	上海市东方医院	李进
CTR20181156	HER2	TKI	普维替尼	Ⅰ	肺癌*	Ⅳ	二线及以上	上海市东方医院	李进
CTR20160122	EGFR/HER2	TKI	迈华替尼	Ⅰ	肺癌*	Ⅲ~Ⅳ	一线到多线	中国医学科学院肿瘤医院	石远凯
CTR20160108	EGFR/HER2	TKI	迈华替尼	Ⅰ	肺癌*	Ⅲ~Ⅳ	一线到多线	中国医学科学院肿瘤医院	石远凯
NCT02912949	HER2/HER3	双特异性抗体	泽妥珠单抗	Ⅰ/Ⅱ	肺癌*	Ⅳ	二线及以上	台大医院	NA
CTR20171194	HER2/CD3	双特异性抗体	M802	Ⅰ	肺癌*	Ⅲ~Ⅳ	一线到多线	复旦大学附属肿瘤医院	胡夕春

续表

注册编号	靶点	药物分类	研究药物	研究分期	癌种	临床分期	治疗线数	牵头单位	主要研究者
CTR20190723	HER2	HER2 单克隆抗体	HLX22	I	肺癌*	IV	二线及以上	吉林大学第一医院	丁艳华
CTR20181778	HER2	HER2 单克隆抗体	MRG002	I	肺癌*	IV	二线及以上	上海市东方医院	李进
CTR20201638	HER2	HER2 抗体偶联药物	SHR-A1811	I	肺癌*	IIIB~IV	二线及以上	中山大学孙逸仙纪念医院	宋尔卫
CTR20200251	HER2	HER2 抗体偶联药物	BB-1701	I	肺癌*	III~IV	二线及以上	中国医学科学院肿瘤医院	马飞
CTR20191791	HER2	HER2 抗体偶联药物	DP303c	I	肺癌*	IV	一线到多线	复旦大学附属肿瘤医院	胡夕春
CTR20181301	HER2	HER2 抗体偶联药物	A166	I	肺癌*	IIIB~IV	二线及以上	复旦大学附属肿瘤医院	胡夕春
CTR20170072	HER2	HER2 抗体偶联药物	BAT8001	I	肺癌*	III~IV	一线到多线	中山大学肿瘤医院	王树森
CTR20190790	HER2	HER2 抗体偶联药物	重组 HER2 人源化单克隆抗体单甲基奥瑞他汀 F 偶联剂	I	肺癌*	IV	二线及以上	中国医学科学院肿瘤医院	徐兵河
CTR20181946	HER2	HER2 抗体偶联药物	重组人源化 HER2 单克隆抗体 - 美登素偶联物	I / II	肺癌*	IV	二线及以上	上海市东方医院	李进

注：NA 表示在 clinical trial 网站上查询不到。* 包括除肺癌以外的其他实体瘤瘤种。

目前针对 *ALK/ROS1/NTRK* 基因融合的药物主要为小分子酪氨酸激酶抑制剂且有多个药物可以同时靶向这三个基因变异。目前检索到的靶向 ALK/ROS1/NTRK 的药物临床研究有 66 项(图 14),均为针对 ALK/ROS1/NTRK 或者单个靶点的 TKI。8 项为针对健康受试者药代动力学特征的研究(药物包括 conteltinib、塞瑞替尼、恩莎替尼、奥卡替尼与 WX-0593),13 项为针对携带多个融合基因靶点其中之一的研究(药物包括 XZP-3621、WX-0593、RF-A089、SAF-189s、克唑替尼、奥卡替尼、恩曲替尼、洛普替尼与阿来替尼),7 项为仅针对携带 *NTRK* 基因融合(药物包括 VC004 与 TL118)或仅针对携带 *ROS1* 基因融合(药物包括 TQB3101、AB-106、恩莎替尼与克唑替尼)的研究。其中 62%(41/66)为 Ⅰ 期、Ⅰ/Ⅱ 期或者 Ⅱ 期临床研究。Ⅲ/Ⅳ 期临床试验中,近 1/2 为国际多中心研究,和已获批药物(阿来替尼、克唑替尼)对照的研究占 64%(表 13)。36 项为国产药物相关的研究(药物包括 XZP-3621、WX-0593、RF-A089、SAF-189s、TQB3101、TQ-B3139、PLB-1003、VC004、TL118、ZL-2302、CT-3505、conteltinib、奥卡替尼、塞瑞替尼与恩莎替尼),其中 83%(30/36)为 Ⅰ 期、Ⅰ/Ⅱ 期或者 Ⅱ 期临床研究。发起单位方面,93% 为药企发起的临床研究,22% 为国际多中心研究。可以看出,针对 *ALK/NTRK/ROS1* 基因融合药物均为酪氨酸激酶抑制剂,临床研究以新药的安全性试验和新一代靶向药物与已获批药物(克唑替尼、阿来替尼)对照的多中心研究为主,其中 Ⅲ 期临床试验均为靶向 *ALK* 基因融合的研究。

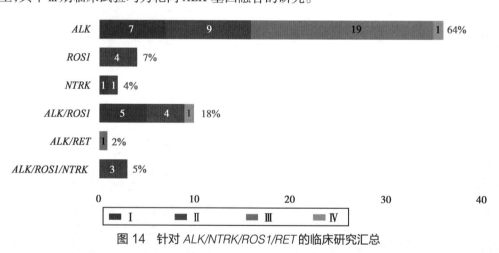

图 14　针对 *ALK/NTRK/ROS1/RET* 的临床研究汇总

转换时重排(rearranged during transfection, *RET*)基因融合是非小细胞肺癌中的重要驱动变异。最常见的 *RET* 融合基因是 *KIF5B-RET*,发生在约 1%~2% 的 NSCLC 患者群体中[50]。目前检索到的靶向 RET 的药物临床研究有 5 项,研究药物均为靶向 RET 的新一代高选择性小分子酪氨酸激酶抑制剂普拉替尼(BLU-667)或塞卡替尼(LOXO-292)。其中仅有 1 项 Ⅲ 期研究,为比较 LOXO-292 与培美曲塞＋铂类化疗联合或不联合帕博利珠单抗的 Ⅲ 期试验。其余为高选择性 RET 抑制剂治疗甲状腺癌、非小细胞肺癌和其他晚期实体瘤患者的 Ⅰ/Ⅱ 期或者 Ⅱ 期临床研究。可以看出,新一代高选择性小分子酪氨酸激酶抑制剂虽然已经获得 FDA 批准适应证,但既往仅有单臂临床试验的结果,故需要和非小细胞肺癌标准治疗做头对头比较,方能真正成为 *RET* 融合人群治疗药物的一线优选。

表 13 针对 ALK/NTRK/ROS1 基因融合药物的临床研究汇总

注册编号	药物分类	靶点	研究药物	研究分期	入组人群	临床分期	治疗线数	牵头单位	主要研究者
CTR20191702	TKI	ALK	CT-3505	I	肺癌	NA	二线及以上	中国医学科学院肿瘤医院	石远凯
NCT02959619	TKI	ALK	恩莎替尼	I	肺癌	IV	一线到多线	中山大学肿瘤防治中心	张力
CTR20170023/NCT03130881	TKI	ALK	PLB-1003	I	肺癌	III~IV	二线及以上	上海交通大学附属胸科医院	韩宝惠
NCT02393625	TKI	ALK	塞瑞替尼	I	肺癌	III~IV	二线及以上	NA	NA
CTR20180836	TKI	ALK	ZL-2302	I	肺癌	III B/IV	一线	上海市胸科医院	陆舜
CTR20170871	TKI	ALK	WX-0593	I	肺癌	IV	一线到多线	中国医学科学院肿瘤医院	石远凯
CTR20160876	TKI	ALK	恩莎替尼	I	肺癌	NA	NA	中山大学肿瘤防治中心	张力
CTR20190984	TKI	ALK/ROS1	XZP-3621	I	肺癌	III~IV	二线	上海交通大学附属胸科医院	陆舜
ChiCTR1800018660	TKI	ALK/ROS1	RF-A089	I	肺癌	III B/IV	二线及以上	中国医学科学院肿瘤医院	石远凯
NCT03607188	TKI	ALK/ROS1	奥卡替尼	I	肺癌	IV	二线	同济大学附属东方医院	严国
CTR20181787	TKI	ALK/ROS1	RF-A089	I	肺癌	III B/IV	二线及以上	中国医学科学院肿瘤医院	石远凯
CTR20181193	TKI	ALK/ROS1	奥卡替尼	I	肺癌	IV	二线	上海市东方医院	李进
CTR20200872	TKI	NA	conteltinib	I	健康人	NA	NA	首都医科大学附属北京友谊医院	董瑞华
CTR20192537	TKI	NA	conteltinib	I	健康人	NA	NA	贵州省肿瘤医院	欧阳伟炜
CTR20182520	TKI	NA	恩莎替尼	I	健康人	NA	NA	南京市第一医院	邵凤
CTR20180381	TKI	NA	恩莎替尼	I	健康人	NA	NA	浙江大学医学院附属第二医院	阮邵荣
CTR20180377	TKI	NA	恩莎替尼	I	健康人	NA	NA	上海市公共卫生临床中心	朱同玉
CTR20200859	TKI	NA	WX-0593	I	健康人	NA	NA	苏州大学附属第一医院	缪丽燕
CTR20191250	TKI	NA	奥卡替尼	I	健康人	NA	NA	吉林大学第一医院	丁艳华
CTR20191622	TKI	NTRK	TL118	I	肺癌	III B/IV	二线及以上	上海市东方医院	李进

续表

注册编号	药物分类	靶点	研究药物	研究分期	入组人群	临床分期	治疗线数	牵头单位	主要研究者
CTR20190767	TKI	RET	普拉替尼	I	实体瘤包括肺癌	III~IV	二线及以上	天津医科大学肿瘤医院	高明
NCT03389815	TKI	ALK/ROS1	WX-0593	I/II	肺癌	IV	一线到多线	中国医学科学院肿瘤医院	石远凯
NCT03093116	TKI	ALK/ROS1/NTRK	洛普替尼（TPX-0005）	I/II	肺癌	IV	二线及以上	Queen Mary Hospital	NA
CTR20201703	TKI	NTRK	VC004	I/II	肺癌	NA	二线及以上	中国医学科学院肿瘤医院	石远凯
NCT03037385	TKI	RET	普拉替尼	I/II	实体瘤包括肺癌	IIIB/IV	一线到多线	Blueprint Medicines Corporation	NA
NCT03157128	TKI	RET	塞卡替尼	I/II	实体瘤包括肺癌	IV	二线及以上	Loxo Oncology, Inc.|Eli Lilly and Company	NA
CTR20192178	TKI	ALK	奥卡替尼	II	肺癌	IV	二线及以上	同济大学附属上海市肺科医院	周彩存
CTR20191831	TKI	ALK	TQ-B3139	II	肺癌	IV	二线及以上	中山大学肿瘤防治中心	张力
CTR20181770	TKI	ALK	conteltinib	II	肺癌	III~IV	二线及以上	中国医学科学院肿瘤医院	石远凯
NCT03909971	TKI	ALK	劳拉替尼	II	肺癌	III~IV	二线	辉瑞	辉瑞
NCT04415320	TKI	ALK	恩莎替尼	II	肺癌	IV	一线到多线	复旦大学附属肿瘤医院	常建华
NCT03535740	TKI	ALK	布加替尼	II	肺癌	IIIB/IV	二线及以上	Ariad Pharmaceuticals|Takeda	NA
CTR20200428	TKI	ALK	TQ-B3139	II	肺癌	IIIB/IV	二线及以上	中山大学肿瘤防治中心	张力
CTR20170762	TKI	ALK	X-396	II	肺癌	IIIB/IV	二线及以上	中山大学肿瘤防治中心	张力
CTR20182341	TKI	ALK	布加替尼	II	肺癌	IIIB~IV	二线	上海市肺科医院	周彩存
CTR20190789	TKI	ALK/ROS1	WX-0593	II	肺癌	III~IV	二线及以上	中国医学科学院肿瘤医院	石远凯
NCT04237805	TKI	ALK/ROS1	SAF-189s	II	肺癌	III~IV	一线	广东省人民医院	吴一龙
NCT01970865	TKI	ALK/ROS1	PF-06463922	II	肺癌	IV	一线到多线	National Taiwan University Hospital	NA

续表

注册编号	药物分类	靶点	研究药物	研究分期	入组人群	临床分期	治疗线数	牵头单位	主要研究者
NCT02568267	TKI	ALK/ROS1/NTRK	克唑替尼	II	肺癌	ⅢB/Ⅳ	一线到多线	Hoffmann-La Roche	NA
CTR20191623	TKI	ALK/ROS1/NTRK	恩曲替尼	II	肺癌	ⅢB/Ⅳ	一线到多线	上海市胸科医院	陆舜
NCT03972189	TKI	ROS1	TQB3101	II	肺癌	Ⅲ~Ⅳ	二线	上海交通大学附属胸科医院	陆舜
NCT03608007	TKI	ROS1	恩莎替尼	II	肺癌	Ⅳ	二线	上海交通大学附属胸科医院	顺路
CTR20140093	TKI	ROS1	克唑替尼	II	肺癌	ⅢB~Ⅳ	一线到多线	广东省人民医院	杨衿记
CTR20200869	TKI	ROS1	AB-106	II	肺癌	ⅢB~Ⅳ	一线到多线	同济大学附属上海市肺科医院	周彩存
CTR20192716	TKI	RET	塞卡替尼	II	实体瘤包括肺癌	Ⅲ~Ⅳ	二线及以上	上海市胸科医院	陆舜
CTR20182342	TKI	ALK	布加替尼	III	肺癌	ⅢB/Ⅳ	二线	上海交通大学附属胸科医院	陆舜
CTR20200770	TKI	ALK	conteltinib	III	肺癌	Ⅲ~Ⅳ	二线	中国医学科学院肿瘤医院	石远凯
CTR20191231	TKI	ALK	WX-0593	III	肺癌	Ⅲ~Ⅳ	一线	中国医学科学院肿瘤医院	石远凯
CTR20170919	TKI	ALK	恩莎替尼	III	肺癌	ⅢB/Ⅳ	一线到多线	广东省人民医院	吴一龙
NCT04009317	TKI	ALK	TQ-B3139	III	肺癌	Ⅲ~Ⅳ	二线	中山大学肿瘤防治中心	张力
NCT01828099	TKI	ALK	塞瑞替尼	III	肺癌	ⅢB/Ⅳ	一线	Novartis Pharmaceuticals|Novartis	NA
NCT02767804	TKI	ALK	恩莎替尼	III	肺癌	ⅢB/Ⅳ	二线及以上	Xcovery Holding Company，LLC	NA
NCT02838420	TKI	ALK	阿来替尼	III	肺癌	ⅢB/Ⅳ	一线	Hoffmann-La Roche	NA
NCT02075840	TKI	ALK	阿来替尼	III	肺癌	ⅢB/Ⅳ	一线	Hoffmann-La Roche	NA
NCT03456076	TKI	ALK	阿来替尼	III	肺癌	Ⅰ~Ⅲ	辅助	Hoffmann-La Roche	NA
NCT03596866	TKI	ALK	布加替尼	III	肺癌	ⅢB/Ⅳ	二线及以上	Ariad Pharmaceuticals|Takeda	NA

续表

注册编号	药物分类	靶点	研究药物	研究分期	入组人群	临床分期	治疗线数	牵头单位	主要研究者
NCT03052608	TKI	ALK	劳拉替尼	III	肺癌	III B/IV	一线	Pfizer	NA
NCT02737501	TKI	ALK	布加替尼	III	肺癌	IV	一线	National Cheng Kung University	NA
NCT01828112	TKI	ALK	塞瑞替尼	III	肺癌	IV	二线及以上	Novartis Pharmaceuticals|Novartis	NA
CTR20171624	TKI	ALK	劳拉替尼	III	肺癌	IV	一线	广东省人民医院	吴一龙
CTR20160367	TKI	ALK	阿来替尼	III	肺癌	III B/IV	一线	上海市肺科医院	周彩存
CTR20150592	TKI	ALK	阿来替尼	III	肺癌	III B~IV	一线	中山大学肿瘤防治中心	张力
CTR20140632	TKI	ALK	塞瑞替尼	III	肺癌	III B~IV	一线	广东省人民医院	吴一龙
CTR20182000	TKI	ALK	阿来替尼	III	肺癌	IB	辅助	广东省人民医院	钟文昭
NCT03194893	TKI	ALK/RET	阿来替尼	III	肺癌	NA	NA	玛丽医院	NA
CTR20192731	TKI	RET	塞卡替尼	III	肺癌	III~IV	一线到多线	吉林省肿瘤医院	程颖
NCT04499794	TKI	ALK	ALK 抑制剂	IV	肺癌	III期/IV期	一线	中国医学科学院肿瘤医院	刘雨桃
NCT03672643	TKI	ALK/ROS1	克唑替尼	IV	肺癌	III~IV	一线到多线	辉瑞	辉瑞
CTR20191505	TKI	NA	塞瑞替尼	NA	健康人	NA	NA	南京鼓楼医院集团高新医院	肖大伟
NCT03647111	TKI	ALK	克唑替尼	NA	肺癌	IV	一线	湖南省肿瘤医院	张永昌
NCT03646994	TKI	ROS1	克唑替尼	NA	肺癌	IV	NA	湖南省肿瘤医院	张永昌

注:NA 表示在 clinical trial 网站上未查询到。

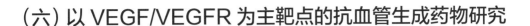

（六）以 VEGF/VEGFR 为主靶点的抗血管生成药物研究

血管内皮生长因子（vascular endothelial growth factor，VEGF）及其受体（vascular endothelial growth factor receptors，VEGFRs）在血管生成的生理和病理过程中起着重要作用。VEGF 家族包括 VEGF-A（通常称为 VEGF）、VEGF-B、VEGF-C、VEGF-D 和胎盘生长因子（PLGF）。VEGF 的下游信号通路由 VEGFR 介导，VEGFR 有三种亚型：VEGFR-1、VEGFR-2 和 VEGFR-3[51]。

目前在研的针对 VEGFR 靶点的药物包括针对包含 VEGFR 在内的多个靶点的小分子靶向药物（阿帕替尼、安罗替尼、德立替尼、法米替尼）、单克隆抗体（雷莫芦单抗、贝伐珠单抗及其类似物等）和重组人血管内皮抑制素。以下我们就其做一简述。

1. 分子靶向药物

（1）小分子酪氨酸激酶抑制剂

阿帕替尼、安罗替尼、德立替尼、法米替尼属于小分子酪氨酸激酶抑制剂，它们能够选择性地抑制血管内皮细胞生长因子受体 2（VEGFR-2）的酪氨酸激酶活性，从而抑制肿瘤血管生成，抑制肿瘤生长[52]。

在研的小分子酪氨酸激酶抑制剂临床研究以阿帕替尼和安罗替尼为主，在研的阿帕替尼的临床研究有 43 项（图 15），仅 1 项为 Ⅰ 期临床试验，为吉非替尼对甲磺酸阿帕替尼在非鳞非小细胞肺癌患者中多中心、开放、固定序列的药代动力学影响研究。仅一项（2%）针对早期肺癌的新辅助治疗，为阿帕替尼联合 SHR-1210 注射治疗可切除 Ⅰ B~Ⅲ A 非小细胞肺癌，其余全部针对局部晚期 / 晚期肺癌。6 项（14%）研究针对小细胞肺癌，其中 1 项为 EP 方案序贯甲磺酸阿帕替尼片一线治疗，其余均为二线及以上治疗。37 项主要针对非小细胞肺癌，19 项为一线或一线到多线治疗，18 项为二线或二线以上治疗。大部分研究为阿帕替尼联合其他治疗，包括联合放疗或化疗，以及联合 TKI 的研究，绝大多数为联合以吉非替尼为主的 EGFR TKI，仅一项为阿帕替尼联合克唑替尼用于克唑替尼耐药后 NSCLC 的临床研究。在研的安罗替尼临床研究有 44 项，24 项（55%）的研究涉及化疗与安罗替尼的联合治疗，5 项（11%）的研究涉及免疫治疗与安罗替尼的联合治疗。19 项为一线或一线到多线治疗，22 项为二线或二线以上治疗。仅有 3 项为一期研究，4 项为三期研究，二期研究占大部分，约占总数的 34%。

可以看出，阿帕替尼和安罗替尼相关研究覆盖了小细胞肺癌 / 非小细胞肺癌的各线治疗，主要探索在原有标准治疗基础上联合阿帕替尼或安罗替尼能否进一步改善疗效。发起单位方面，绝大多数（76%）为研究者发起，开展阿帕替尼相关研究最多的主要研究者有张力、刘宁波和李娟教授等。开展安罗替尼相关研究最多的主要研究者有石远凯、张洁霞、张永昌和马红兵等。

（2）重组人血管内皮抑制素

正在进行临床研究的分子靶向药物还包括重组人血管内皮抑制素，共 8 项研究。其中仅一项为 Ⅲ 期研究，该研究针对 Ⅰ B 期非小细胞肺癌，为术后辅助化疗联合或不联合 Rh-endostatin

的比较的随机对照Ⅲ期开放性临床研究。6 项研究(75%)为联合放疗、化疗或免疫的研究。

2. 大分子药物

(1)贝伐珠单抗及其生物类似药/仿制药

贝伐珠单抗(bevacizumab)是一种人源化的单克隆抗体,可特异性结合血管内皮生长因子,从而阻断与其受体结合,避免了其后一系列级联反应,抑制异常血管的新生,进而防止肿瘤生长和扩散,最终达到治疗效果。贝伐珠单抗是全球第一个上市的血管靶向的重组人源化单克隆抗体,在多个瘤种中已被证明可以使患者受益,NSCLC 就是其中重要的适应证之一。贝伐珠单抗是目前唯一批准用于一线治疗晚期或复发性非鳞癌 NSCLC 患者的抗血管生成药物。

从目前搜索得到的贝伐珠单抗临床试验,共有 9 个项目。其中 3 个即 1/3 的项目皆是针对贝伐珠单抗联合 EGFR 靶向药物的研究,还有 2 个项目是针对放疗联合贝伐珠单抗的研究,一个是关于化疗后使用贝伐珠单抗的研究。主要的研究者有刘慧、陆舜等人。77.8%(7/9)为研究者发起。22.2%(2/9)为药企发起。

正在进行临床研究的贝伐珠单抗生物类似药/仿制药包括 ABP21、PF-06439535、GB222、HL04/WBP264、TQ-B2302、LY01008、TRS003、IBI305、FKB238、MIL60、TAB008、BAT1706、SCT510。绝大多数为药企发起,针对非鳞非小细胞肺癌患者的一线到多线治疗,正在进行与贝伐珠单抗对照的Ⅲ期研究。

(2)雷莫芦单抗

雷莫芦单抗可特异性结合 VEGFR-2,抑制配体刺激的 VEGFR-2 活化,抑制配体诱导的内皮细胞增殖和迁移,从而抑制肿瘤血管生成,已被美国 FDA 批准用于:与多西他赛联合使用,在铂类化疗期间或铂类化疗后出现疾病进展的转移性非小细胞肺癌患者;对于肿瘤出现 *EGFR* 或 *ALK* 基因突变的患者,应该在接受 FDA 批准的针对这些突变的靶向药物进展后再接受雷莫芦单抗治疗。目前在研的雷莫芦单抗相关临床试验有 4 项,仅一项为应用于一线治疗的研究,为雷莫芦单抗联合厄洛替尼治疗 *EGFR* 突变阳性转移性 NSCLC(RELAY)患者的研究。其余三项均为Ⅰ期研究,除一项针对健康人外,其余为联合免疫治疗或奥希替尼用于非小细胞肺癌二线或以上治疗。

(3)其他大分子药物

目前在研的针对 VEGFR 靶点的大分子药物还包括人源化抗血管内皮生长因子受体单克隆抗体,绝大多数是国产药物。在研的抗 VEGFR 靶点的创新药物临床研究有 20 项,仅 4 项为Ⅲ期临床试验(表 14)。多数为单药治疗,其余为联合化疗的研究。发起单位方面,大多数为药企发起。

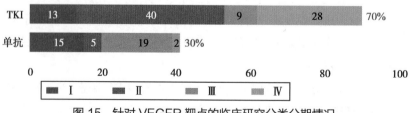

图 15　针对 VEGFR 靶点的临床研究分类分期情况

表 14 针对 VEGFR 靶点的 Ⅲ 期临床研究

注册编号	药物分类	靶点	研究药物	研究分期	入组人群	临床分期	治疗线数	牵头单位	主要研究者
CTR20201118	TKI	VEGFR	阿帕替尼	Ⅲ	肺癌	Ⅲ~Ⅳ	一线	中山大学肿瘤防治中心	张力
NCT03428022	TKI	VEGFR	阿帕替尼	Ⅲ	肺癌	Ⅳ	二线	深圳市人民医院	曹华
NCT02824458	TKI	VEGFR	阿帕替尼	Ⅲ	肺癌	Ⅳ	二线	中山大学肿瘤防治中心	赵洪云
CTR20191776	TKI	VEGFR	安罗替尼	Ⅲ	肺癌	Ⅳ	一线到多线	中国医学科学院肿瘤医院	石远凯
NCT04073550	TKI	VEGFR	安罗替尼	Ⅲ	肺癌	ES	一线到多线	中国医学科学院肿瘤医院	石远凯
NCT04073537	TKI	VEGFR	安罗替尼	Ⅲ	肺癌	Ⅳ	一线到多线	中国医学科学院肿瘤医院	石远凯
CTR20191086/NCT04439890	TKI	VEGFR	安罗替尼	Ⅲ	肺癌	Ⅲ~Ⅳ	一线	上海交通大学附属胸科医院	韩宝惠
CTR20200442	单克隆抗体	VEGFR	ABP215	Ⅲ	肺癌	Ⅳ	一线	四川大学华西医院	卢铀
CTR20170799	单克隆抗体	VEGFR	BAT1706	Ⅲ	肺癌	Ⅳ	一线	中山大学肿瘤防治中心	张力
NCT02810457	单克隆抗体	VEGFR	FKB238	Ⅲ	肺癌	Ⅳ	一线	Centus Biotherapeutics Limited	NA
ChiCTR-IIR-17013100	单克隆抗体	VEGFR	GB222	Ⅲ	肺癌	Ⅲ B/Ⅳ	一线	中国医学科学院肿瘤医院	石远凯
CTR20171085	单克隆抗体	VEGFR	GB222	Ⅲ	肺癌	Ⅲ B/Ⅳ	一线到多线	中国医学科学院肿瘤医院	石远凯
CTR20181297	单克隆抗体	VEGFR	HL04/WBP264	Ⅲ	肺癌	Ⅲ B/Ⅳ	NA	中国医学科学院肿瘤医院	王洁
CTR20160848	单克隆抗体	VEGFR	IBI305	Ⅲ	肺癌	Ⅲ B/Ⅳ	一线	中山大学肿瘤防治中心	张力
NCT02954172	单克隆抗体	VEGFR	IBI305	Ⅲ	肺癌	Ⅲ~Ⅳ	一线到多线	中山大学肿瘤防治中心	张力
NCT03533127	单克隆抗体	VEGFR	LY01008	Ⅲ	肺癌	Ⅲ B/Ⅳ	一线到多线	中国医学科学院肿瘤医院	石远凯

续表

注册编号	药物分类	靶点	研究药物	研究分期	入组人群	临床分期	治疗线数	牵头单位	主要研究者
CTR20170658/NCT03196986	单克隆抗体	VEGFR	MIL60	III	肺癌	III~IV	一线	中国医学科学院肿瘤医院	王洁
CTR20192191	单克隆抗体	VEGFR	PF-06439535[CN]	III	肺癌	IV	一线到多线	中国医学科学院肿瘤医院	石远凯
CTR20181634	单克隆抗体	VEGFR	SCT510	III	肺癌	IIIB~IV	一线	吉林省肿瘤医院	程颖
CTR20180857	单克隆抗体	VEGFR	TQ-B2302	III/IV	肺癌	III~IV	一线	吉林省肿瘤医院	程颖
NCT04416035	单克隆抗体	VEGFR	TRS003	III	肺癌	IV	一线到多线	中国医学科学院肿瘤医院	石远凯
CTR20192708	单克隆抗体	VEGFR	抗VEGF人源化单克隆抗体	III	肺癌	III~IV	一线	中国医学科学院肿瘤医院	石远凯
CTR20191049	单克隆抗体	VEGFR	重组人源化抗VEGF单克隆抗体	III	肺癌	III~IV	二线	中国医学科学院肿瘤医院	石远凯
CTR20190071	单克隆抗体	VEGFR	重组抗VEGF人源化单克隆抗体	III	肺癌	IIIB/IV	一线	中国科学技术大学附属第一医院	潘跃银
CTR20171412	单克隆抗体	VEGFR	重组抗VEGF人源化单克隆抗体	III	肺癌	IV	一线	中国医学科学院肿瘤医院	石远凯
NCT02411448	单克隆抗体	VEGFR	雷莫芦单抗	III	肺癌	IV	一线	Chang Gung Memorial Hospital-Kaohsiung	NA
NCT02001168	血管内皮抑制素	VEGFR	重组人血管内皮抑制素	III	肺癌	I~II	辅助	新疆医科大学附属肿瘤医院	刘春玲

（七）免疫检查点抑制剂

免疫检查点抑制剂在晚期非小细胞肺癌和小细胞肺癌（small cell lung cancer，SCLC）的一线及多线治疗中取得了突破性的进步，为表皮生长因子受体突变和间变性淋巴瘤激酶融合野生型的晚期肺癌患者带来了总生存的获益[53-58]。目前已有多种程序性死亡受体 1（programmed death-1，PD-1）、程序性死亡受体 - 配体 1（programmed cell death-ligand 1，PD-L1）抑制剂被美国食品药品监督管理局（Food and Drug Administration，FDA）和国家药品监督管理局（National Medical Products Administration，NMPA）批准上市，用于局部晚期和转移性肺癌。不可手术的Ⅲ期 NSCLC 在经过同步放化疗后接受 durvalumab 的适应证已于 2018 年在美国批注上市，根据最近公布的数据，有接近 50% 的患者可获得 4 年的总生存，这给Ⅲ期 NSCLC 患者带来了最终确凿的应用免疫治疗可以获得总生存获益的证据[59-60]。

1. 正在进行的免疫检查点抑制剂临床试验

为了解中国免疫治疗相关临床试验的最新研究方向和研究特点，我们从检索的 1 615 项正在进行的临床试验中筛选出 354 项免疫检查点相关的临床试验。

这些研究所涉及的靶点主要是 PD-1、PD-L1，其占比分别为 55%、25%（图 16）。在涉及 PD-1 靶点的单药治疗的临床试验有 189 项中，Ⅰ期临床试验有 46 项（24%）、Ⅰ/Ⅱ期 7 项（4%）、Ⅱ期 73 项（39%）、Ⅱ/Ⅲ期 1 项（1%）、Ⅲ期 62 项（33%），以Ⅱ、Ⅲ期临床试验阶段为主。这些研究中免疫单药研究有 81 项（43%），联合化疗的研究有 58 项（31%）、联合抗血管 28 项（15%）、联合放疗 8 项（4%）、联合靶向治疗 3 项（2%）、联合细胞疗法 3 项（2%）。在涉及 PD-L1 靶点的单药治疗的 81 项临床试验中，有 42 项为Ⅲ期试验（52%）。在这些研究中，免疫单药的研究有 43 项（52%）、联合化疗 16 项（19%）、联合抗血管 9 项（11%）、联合放疗 4 项（5%）、联合靶向 5 项（6%）。在单药免疫的临床试验中，我们看到除了涉及 PD-1、PD-L1、细胞毒性 T 细胞相关蛋白 -4（cytotoxic T lymphocyte associate protein-4，CTLA-4）的临床试验以外，其他单药免疫调节剂的临床试验有 25 项，以Ⅰ期试验为主，包括其他免疫检查点阻断剂和细胞因子激活剂等。在双药联合的临床试验中，同时靶向 CTLA-4 和 PD-1/L1 有 22 项，并以Ⅲ期试验为主；同时靶向 PD-1 和另一种免疫调节剂的试验有 8 项；同时靶向 PD-L1 和另一种免疫调节剂的试验有 7 项。

PD-1/L1 抑制剂联合化疗的治疗方案在晚期一线 NSCLC 患者中取得了喜人的研究结果，已经有两个 PD-1 抑制剂联合化疗的治疗方案在中国获得批准上市，分别是 pembrolizumab 联合化疗用于一线晚期 NSCLC 和卡瑞利珠单抗联合化疗用于一线晚期非鳞 NSCLC。在正在开展的临床试验中，免疫联合治疗同样占有相当重要的比重，我们从图 16 看到有 22 项研究同时靶向 CTLA-4 和 PD-1/L1，这些临床试验的研究药物包括两种药物的联合和双特异性抗体（表 15），双药联合的研究药物为 nivolumab 联合 ipilimumab、 durvalumab 联合 tremelimumab，双特异性抗体有 AK-104、KN046。

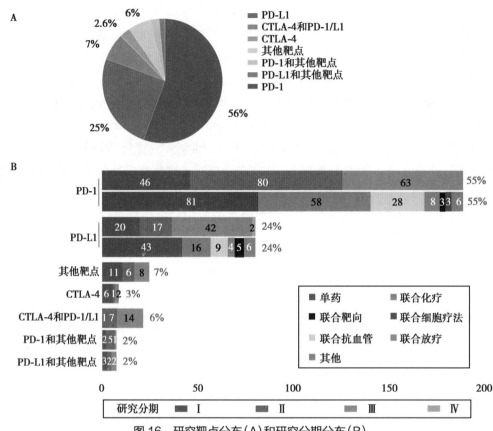

图 16　研究靶点分布（A）和研究分期分布（B）

双特异性抗体是新一代的抗肿瘤免疫治疗药物，AK104 为抗 PD-1/CTLA-4 双特异抗体新药，目前已在中国启动针对实体瘤（包括肺癌）的 Ⅰ、Ⅰ b/Ⅱ、Ⅱ 期的临床试验，详情见表 15。KN046 是 PD-L1/CTLA-4 双特异性抗体，目前在国内已经进入Ⅲ期临床试验阶段，探索在晚期鳞状 NSCLC 患者中联合含铂化疗的疗效与安全性，在 CTR20201699 这项研究中，我们注意到研究设计中有一个针对抗人表皮生长因子受体 -2 的双特异性抗体，联合 KN046 探索在 HER2 阳性实体瘤患者中的有效性、安全性和耐受性。

除了双免疫联合治疗的临床试验以外，还有 9 项 PD-1 抑制剂、8 项 PD-L1 抑制剂联合另一个新型免疫调节剂针对不可手术切除的局部晚期或转移性的肺癌患者的临床试验（表 16）。这 17 项研究同样包括双药联合和双特异性抗体为主。这里我们可以看到 4 种双特性抗体：①默克公司的 M7824 是一种新型的双功能融合蛋白，该蛋白由靶向 PD-L1 蛋白的 IgG1 单克隆抗体和人类转化生长因子 -β（transforming growth factor-β，TGF-β）受体 Ⅱ 型融合而成，可以同时抑制 PD-L1 蛋白配体和 TGF-β 通路，该药物的 2 项Ⅲ期临床试验的研究设计思路非常大胆，一项是在 PD-L1 ≥ 50% 的晚期一线 NSCLC 患者中与 pembrolizumab 头对头随

表 15 同时靶向 CTLA-4 和 PD-1/L1 靶点的正在进行的临床试验

编号	研究靶点	研究药物	研究分期	病理亚型	治疗线数	牵头单位
NCT03302234	PD-1/CTLA-4	帕博利珠单抗 / 伊匹木单抗	Ⅲ	非小细胞肺癌	一线	中国台湾
NCT03215706	PD-1/CTLA-4	纳武单抗 / 伊匹木单抗	Ⅲ	非小细胞肺癌	一线	国际多中心
CTR20170694	PD-1/CTLA-4	纳武单抗 / 伊匹木单抗	Ⅲ	小细胞肺癌	二线	上海市胸科医院
CTR20170541	PD-1/CTLA-4	纳武单抗 / 伊匹木单抗	Ⅲ	非小细胞肺癌	二线	广东省人民医院
NCT02864251	PD-1/CTLA-4	纳武单抗 / 伊匹木单抗	Ⅲ	非小细胞肺癌	二线及以上	国际多中心
NCT02998528	PD-1/CTLA-4	纳武单抗 / 伊匹木单抗	Ⅲ	非小细胞肺癌	新辅助	国际多中心
NCT04172454	PD-1/CTLA-4	AK-104 (双特异性抗体)	Ⅱ	肺癌*	二线	中山大学肿瘤防治中心
CTR20200184	PD-1/CTLA-4	AK-104 (双特异性抗体)	Ⅱ	肺癌*	二线及以上	中山大学肿瘤防治中心
CTR20182027	PD-1/CTLA-4	AK-104 (双特异性抗体)	Ⅰ / Ⅱ	肺癌*	二线及以上	北京胸科医院
CTR20191326	PD-1/CTLA-4	AK-104 (双特异性抗体)	Ⅰ	非小细胞肺癌	二线及以上	中山大学肿瘤防治中心
NCT02453282	PD-L1/CTLA-4	度伐利尤单抗 / 曲美木单抗	Ⅲ	非小细胞肺癌	一线	中国台湾
NCT02542293	PD-L1/CTLA-4	度伐利尤单抗 / 曲美木单抗	Ⅲ	非小细胞肺癌	一线	国际多中心
NCT03043872	PD-L1/CTLA-4	度伐利尤单抗 / 曲美木单抗	Ⅲ	小细胞肺癌	一线	国际多中心
NCT03164616	PD-L1/CTLA-4	度伐利尤单抗 / 曲美木单抗	Ⅲ	非小细胞肺癌	一线	国际多中心
NCT02180090	PD-L1/CTLA-4	度伐利尤单抗 / 曲美木单抗	Ⅲ	小细胞肺癌	一线	上海市肺科医院
CTR20170046	PD-L1/CTLA-4	度伐利尤单抗 / 曲美木单抗	Ⅲ	非小细胞肺癌	一线	吉林省肿瘤医院
NCT02477826	PD-L1/CTLA-4	纳武单抗 / 伊匹木单抗	Ⅲ	非小细胞肺癌	一线	国际多中心
CTR20201294	PD-L1/CTLA-4	KN046 (双特异性抗体)	Ⅲ	非鳞非小细胞肺癌	一线	同济大学附属上海市肺科医院
NCT03994393	PD-L1/CTLA-4	度伐利尤单抗 / 曲美木单抗	Ⅱ	非小胞肺癌	二线	国际多中心
NCT02352948	PD-L1/CTLA-4	度伐利尤单抗 / 曲美木单抗	Ⅱ	非小细胞肺癌	二线及以上	中国台湾
CTR20201699	PD-L1/CTLA-4	KN046 ;(双特异性抗体) KN026 (双特异性抗体)	Ⅱ	肺癌*	二线及以上	北京肿瘤医院
CTR20181996	PD-L1/CTLA-4	KN046 (双特异性抗体)	Ⅰ	肺癌*	一线到多线	中山大学肿瘤防治中心

注:* 包括除肺癌以外的其他实体瘤瘤种。

表 16 正在进行的 PD-1/L1 抑制剂联合另一种免疫调节剂的临床试验

编号	研究靶点	研究药物	研究分期	病理亚型	治疗线数	牵头单位
NCT03631199	PD-1/IL-1β	卡那单抗/帕博利珠单抗	III	非小细胞肺癌	一线	国际多中心
NCT03207867	PD-1/A2AR	NIR178/PDR001	II	非小细胞肺癌	二线及以上	中国台湾
NCT03674567	PD-1/CCR4	FLX475/帕博利珠单抗	I/II	非小细胞肺癌	二线及以上	中国香港
NCT02460224	PD-1/LAG-3	LAG525/PDR001	I/II	非小细胞肺癌	二线及以上	中国香港
NCT03367819	PD-1/CD38	塞米普利单抗/伊沙妥昔单抗	I/II	肺癌*	二线及以上	中国台湾
NCT02608268	PD-1/TIM-3	MBG453/PDR001	I/II	非小细胞肺癌	二线及以上	中国台湾
NCT03071757	PD-1/OX40	ABBV-368/ABBV-181	I	非小细胞肺癌	二线及以上	中国台湾
CTR20192299	PD-1/CD47	HX009(双特异性抗体)	I	肺癌*	二线及以上	中国医学科学院肿瘤医院
CTR20200028	PD-L1/TGF-β	M7824(双特异性抗体)	III	非小细胞肺癌	维持治疗	吉林省肿瘤医院
NCT03631706	PD-L1/TGF-β	M7824(双特异性抗体)	III	非小细胞肺癌	一线	国际多中心
CTR20190305	PD-L1/TGF-β	M7824(双特异性抗体)	II	非小细胞肺癌	一线	广东省人民医院
NCT03563716	PD-L1/TIGIT	阿替利珠单抗/MTIG7192A	II	非小细胞肺癌	一线	中国台湾
NCT02572687	PD-L1/VEGF	雷莫芦单抗/度伐利尤单抗	I	非小细胞肺癌	二线及以上	中国台湾
CTR20190888	PD-L1/4-1BB	ES101(双特异性抗体)	I	肺癌*	二线及以上	上海市东方医院
CTR20181823	PD-L1/TGF-βRII	SHR-1701(双特异性抗体)	I	肺癌*	二线及以上	北京肿瘤医院

注:*包括除肺癌以外的其他实体瘤种。

机对照,另一项是参照在Ⅲ期不可手术切除的局部晚期 NSCLC 患者中经过放化疗后进行维持治疗,与 durvalumab 随机对照。②恒瑞医药的 PD-L1/TGFβRII 双特异抗体(SHR1701)、翰思生物的 PD-1/CD47 双特异抗体(HX009)以及科望医药的 PD-L1/4-1BB 双特异抗体(ES101),目前正在开展针对实体瘤的Ⅰ期临床试验。除此以外,Genentech 的 T 细胞免疫球蛋白和 ITIM 结构域蛋白(T cell immunoglobulin and ITIM domain,TIGIT)抗体 Tiragolumab(MTIG7192A),该抗体通过阻断 TIGIT 与其配体 PVR 和 CD226 的结合,恢复自然杀伤细胞和 T 细胞的抗肿瘤活性,与 Atezolizumab 联用在晚期 NSCLC 患者中开展一线的Ⅱ期研究以及在 SCLC 患者中开展二线的Ⅲ期研究,其他联合的免疫检查点类的抗体还有针对 TIM-3、LAG-3 等。

近年来国产 PD-1/L1 单抗不断涌现,在这 354 项正在进行的免疫治疗相关的临床试验中,有 57% 的试验中研究药物为国产 PD-1/L1 单抗、43% 的研究为进口 PD-1/L1 单抗,其中国产 PD-1/L1 单抗开展研究最多的分别是信迪利单抗、卡瑞利珠单抗、特瑞普利单抗、替雷利珠单抗,国产 PD-L1 单抗最多的分别是 TQB2450、SHR-1316、舒格利单抗、恩沃利单抗;进口 PD-1 单抗开展研究最多的分别是纳武利尤单抗、帕博利珠单抗、西米普利单抗、Zimberelimab,进口 PD-L1 单抗最多的分别是阿替利珠单抗、度伐利尤单抗、阿维鲁单抗。

2. IIT 研究与 IST 研究的对比

按照发起人的不同,正在进行的 354 项免疫检查点抑制剂相关临床试验中,IST 占比 83%(293/354),IIT 占比 17%(61/354)。

IST 类临床试验有 130 项(44%)为Ⅲ期研究,其次是Ⅰ期和Ⅱ期临床试验,分别是 87(30%)和 51 项(17%);IIT 类的研究则更多的是Ⅱ期研究,有 50 项(88%),极少数是Ⅰ期研究和Ⅲ期临床试验(12%)(图 17)。无论是 IST 还是 IIT,纳入人群大部分是晚期肺癌患者。IST 和 IIT 中,分别纳入 45%(131/293)和 36%(22/61)未经治疗的晚期肺癌患者以及 42%(123/293)和 44%(27/61)经过标准治疗后的二线晚期肺癌患者。针对早期肺癌的研究尽管数量相对较少,但已经开始崭露头角,其中包括 13 项(4%)针对早期可手术肺癌的辅助、新辅助的研究和 4 项(1%)针对局部晚期肺癌患者同期放化疗后免疫维持治疗的研究。尽管目前已经有很多新型的单克隆抗体出现,诸如针对 TIGIT、TIM-3、TGF-β、CD73 的抑制剂,但是正在开展的临床试验依然是靶向 PD-1 和 PD-L1 的研究占据主导地位。在 IST 研究中,涉及 PD-1、PD-L1 的研究有 133(46%)和 83(29%)项,而 IIT 类的研究较为单纯,涉及的研究药物只有 PD-1 或 PD-L1 抗体,分别是 57(93%)和 4 项(7%)。

小细胞肺癌在肺癌患者总体中占比不到 20%,正在进行的临床试验中涉及到 SCLC 的研究也相对较少,目前在 IIT 和 IST 研究中 NSCLC 是研究的主要目标人群,大约有 90% 的研究纳入的是 NSCLC。针对早中期肺癌的研究开始涌现,在 IST 研究中占比 9%,在 IIT 研究中占比为 26%,研究者发起的研究中对早期肺癌患者的免疫治疗更感兴趣,而药企更多地关注晚期肺癌患者(图 18)。

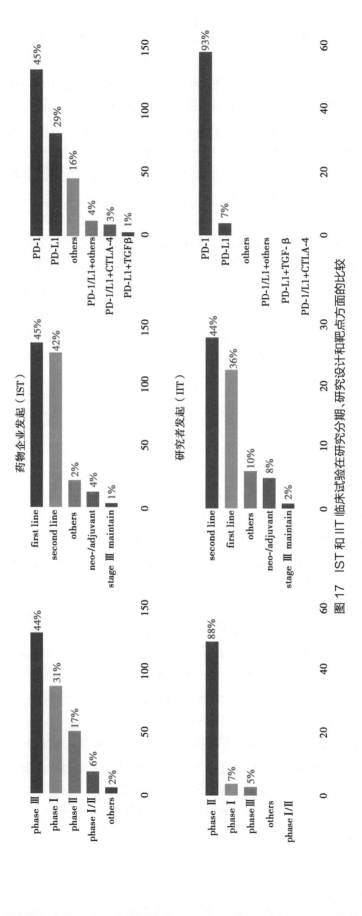

图 17 IST 和 IIT 临床试验在研究分期、研究设计和靶点方面的比较

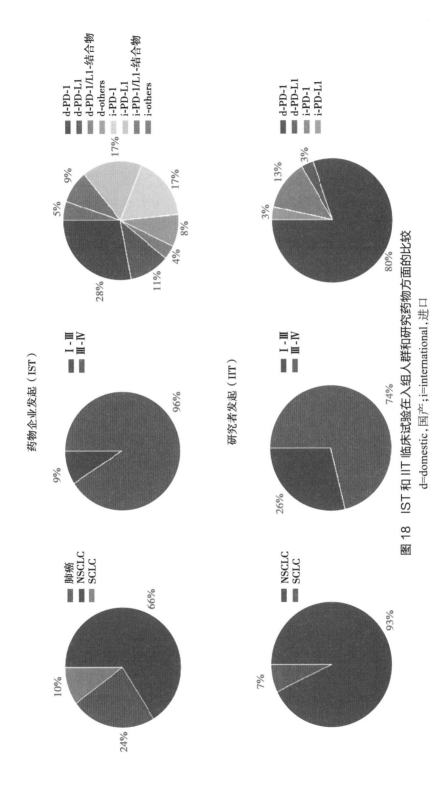

图 18 IST 和 IIT 临床试验在入组人群和研究药物方面的比较

d=domestic, 国产; i=international, 进口

在 IST 类研究中,涉及国产药的临床试验占比 52%、进口药占比 48%,其中国产 PD-1/PD-L1 阻断剂分别占比 28%、11%,而进口 PD-1/PD-L1 阻断剂分别占比 17%、17%。在 IIT 研究中,以国产 PD-1/L1 抑制剂为研究药物的临床试验占据 83%,其中 PD-1 阻断剂为 80%、PD-L1 阻断剂为 3%,以进口 PD-1/L1 抑制剂为研究药物的研究仅有 16%,这其中依然是以 PD-1 类阻断剂为主,占比 13%。

我们在随机对照类研究中进行筛选,将对照组和试验组均有免疫检查点阻断剂的临床试验提取出来并整理成如下表格(表 17),其中 4 项为 IIT 研究,他们的研究设计分别是:①探索维持治疗阶段帕博利珠单抗的每 3 周治疗 *vs.* 每 6 周的 PFS;②探索信迪利单抗 *vs.* 信迪利单抗 + 原发灶放疗的 ORR;③术前接受 2~4 周期的:卡瑞利珠单抗 + 阿帕替尼 *vs.* 卡瑞利珠单抗 + 含铂双药化疗的 MPR 率;④术前 2 周期免疫联合化疗 + 术后 2 周期化疗 *vs.* 术前 3 周期免疫联合化疗 + 术后 1 周期化疗的 MPR 率。8 项 IST 研究中,有 2 个是靶向 PD-1/L1 和 TGF-β 的双特异性抗体研究,分别是在晚期一线的 NSCLC 患者中 M7824 与帕博利珠单抗的比较、在局部晚期不可手术的 NSCLC 中比较 M7824 与 durvalumab 作为放化疗后的维持治疗;另外有 2 项研究是探索 TGIT 单抗联合 PD-1/L1 单抗的研究,分别纳入的是晚期二线的 NSCLC 和 Ⅲ 期同步放化疗后的 NSCLC;还有 3 项研究均为探索 PD-1/L1 单抗联合抗血管药物的联合治疗疗效。

总结:

1. 正在进行免疫治疗相关的临床试验以 PD-1 或 PD-L1 靶点为主,双特异性抗体成为新兴的抗肿瘤研究药物。

2. IIT 研究与 IST 研究相比,更多的是 Ⅱ 期临床试验,有更多的研究设计针对的是早期辅助或新辅助免疫治疗,同时研究药物绝大部分为国产 PD-1/L1 抑制剂。

(八) 化疗药物

化疗是治疗晚期肺癌的重要方法之一。化疗药物通过细胞毒作用直接杀伤肿瘤细胞的同时,通过诱导肿瘤细胞免疫源性死亡、促进肿瘤相关抗原及损伤相关分子模式的释放、活化树突状细胞、促进肿瘤特异性杀伤 T 淋巴细胞分化、减少免疫抑制性细胞的生成等多种作用,改变局部肿瘤免疫微环境。在临床应用中,肿瘤化疗有不可避免的毒性和不良反应,因此,如何提高化疗的有效率和降低化疗的毒副作用成为了当前肺癌治疗迫在眉睫的任务。从这些在研的肺癌化疗的临床研究看(表 18),Ⅳ 期临床试验有 5 项,Ⅲ 期临床试验有 8 项,Ⅱ / Ⅲ 期临床试验有 2 项((图 19);在研的主要化疗药物有铂类、多西他赛、紫杉醇和培美曲塞等。我们看到,绝大部分的 Ⅲ 期、Ⅳ 期化疗临床研究是含铂双药化疗,主要是针对非小细胞肺癌患者。在小细胞肺癌的研究,目前在研有 2 项洛铂单药治疗 Ⅳ 期临床研究。开展关于化疗 Ⅲ 期、Ⅳ 期临床研究的主要研究者有程颖、吴一龙教授等。

表 17 同靶点随机对照临床试验（仅限 PD-1/PD-L1 单抗）

注册编号	药物靶点	发起人	研究药物	研究分期	治疗线数	试验组 vs. 对照组	主要终点
NCT04393883	PD-1	研究者发起	帕博利珠单抗	II	一线	维持治疗阶段：帕博利珠单抗每 3 周 vs. 帕博利珠单抗每 6 周	PFS
NCT04513301	PD-1	研究者发起	信迪利单抗	II	二线	信迪利单抗 vs. 信迪利单抗 + 原发灶放疗 (50~60Gy/25-30f)	12 周 ORR, 3~5 级 AE
NCT04379739	PD-1	研究者发起	卡瑞利珠单抗	II	新辅助	术前接受 2~4 周期的：卡瑞利珠单抗 + 阿帕替尼 vs. 卡瑞利珠单抗 + 含铂双药化疗	MPR rate
NCT04459611	PD-1	研究者发起	信迪利单抗	II	新辅助	术前 2 周期免疫联合化疗 + 术后 2 周期化疗 vs. 术前 3 周期免疫联合化疗 + 术后 1 周期化疗，两组均没有 1 年免疫维持	MPR rate
CTR20200638	PD-1	药企发起（恒瑞）	卡瑞利珠单抗	III	一线	卡瑞利珠单抗联合阿帕替尼 vs. 卡瑞利珠单抗 vs. 标准化疗	PFS, OS
CTR20190305	TGF-β/PD-L1	药企发起（默克）	M7824（双特异性抗体）	II	一线	M7824 vs. 帕博利珠单抗	BOR, PFS
NCT03829332	PD-1	药企发起（默沙东）	帕博利珠单抗, 仑伐替尼	III	一线	帕博利珠单抗 + 仑伐替尼 vs. 帕博利珠单抗 + 安慰剂	PFS, OS
NCT03829319	PD-1	药企发起（默沙东）	帕博利珠单抗, 仑伐替尼	III	一线	帕博利珠单抗 + 化疗 + 仑伐替尼 vs. 帕博利珠单抗 + 化疗 + 安慰剂	PFS, OS
NCT04262856	PD-1 单抗, TIGIT 单抗, 双重腺苷拮抗剂	药企发起（Arcus Biosciences）	Zimberelimab (AB122), Domvanalimab (AB154), Etrumadenant (AB928)	II	二线	AB122 vs. AB122+AB154 vs. AB122+AB154+AB928	ORR, PFS
NCT04513925	PD-L1, TIGIT	药企发起（罗氏）	阿替利珠单抗, 替瑞利尤单抗	III	维持治疗	阿替利珠单抗 + 替瑞利尤单抗 vs. 度伐利尤单抗	PFS
CTR20200028	TGF-β/PD-L1	药企发起（默克）	M7824（双特异性抗体）	III	维持治疗	cCRT 联合 M7824 后续 M7824（维持）vs. cCRT 联合安慰剂后续度伐利尤单抗（维持）	PFS
CTR20200425	PD-1	药企发起（施贵宝）	纳武利尤单抗	III	CCRT 前 + CCRT 后	CCRT 前 Nivo 加 CCRT 继以 Nivo 加伊匹木 vs. Nivo 加 CCRT 继以 Nivo vs. CCRT 继以 Durvalumab	OS

表 18 化疗药物的临床试验分期汇总

注册编号	研究药物	研究分期	入组瘤种	临床分期	治疗线数	牵头单位	主要研究者
ChiCTR1800018333	吡柔比星	IV	肺癌	III~IV	二线及以上	湖南中医药大学附属医院	邓湘生
ChiCTR-IPR-15006245	培美曲塞+顺铂	IV	肺癌	III	NA	广州呼吸健康研究所	张洁霞
ChiCTR-OPN-15006057	洛铂	IV	肺癌	NA	一线到多线	吉林省肿瘤医院	程颖
ChiCTR-ONC-13003471	洛铂	IV	肺癌	NA	一线到多线	吉林省肿瘤医院	程颖
CTR20200270	伊立替康	III	肺癌	IV	二线	广东省人民医院	吴一龙
ChiCTR-IPR-15006594	多西他赛	III	肺癌	IV	维持治疗	同济大学附属上海市肺科医院	周彩存
ChiCTR-IPR-15006164	多西他赛	III	肺癌	III B/IV	一线	广州医科大学附属第一医院	秦茵茵
ChiCTR-IPR-15006252	紫杉醇	III	肺癌	III~IV	一线	广东省人民医院	吴一龙
NCT03262948	白蛋白紫杉醇	III	肺癌	III B/IV	一线	中山大学肿瘤防治中心	张力
NCT02607592	奈达铂	III	实体瘤包括肺癌	III~IV	一线	中山大学肿瘤防治中心	陈丽昆
NCT02667743	胶束紫杉醇	III	肺癌	IV	一线到多线	广东省人民医院	吴一龙
NCT03523234	依托泊苷	II/III	肺癌	II~III	新辅助	同济大学附属上海市肺科医院	张鹏
NCT03380468	顺铂	II/III	肺癌	I~II	一线	复旦大学附属肿瘤医院	陈海泉

注：NA 表示在 clinical trial 网站上未查询到。

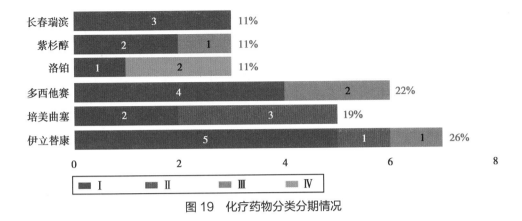

图 19 化疗药物分类分期情况

参考文献

1. ROSELL R, CARCERENY E, GERVAIS R, et al. Erlotinib versus standard chemotherapy as first-line treatment for European patients with advanced EGFR mutation-positive non-small-cell lung cancer (EURTAC): a multicentre, open-label, randomised phase 3 trial. Lancet Oncol, 2012, 13: 239-246.

2. ZHOU C, WU YL, CHEN G, et al. Erlotinib versus chemotherapy as first-line treatment for patients with advanced EGFR mutation-positive non-small-cell lung cancer (OPTIMAL, CTONG-0802): a multicentre, open-label, randomised, phase 3 study. Lancet Oncol, 2011, 12: 735-742.

3. SHI Y, ZHANG L, LIU X, et al. Icotinib versus gefitinib in previously treated advanced non-small-cell lung cancer (ICOGEN): a randomised, double-blind phase 3 non-inferiority trial. Lancet Oncol, 2013, 14: 953-961.

4. WU YL, ZHOU C, HU CP, et al. Afatinib versus cisplatin plus gemcitabine for first-line treatment of Asian patients with advanced non-small-cell lung cancer harbouring EGFR mutations (LUX-Lung 6): an open-label, randomised phase 3 trial. Lancet Oncol, 2014, 15: 213-222.

5. MOK TS, WU Y, AHN M, et al. Osimertinib or Platinum-Pemetrexed in EGFR T790M-Positive Lung Cancer. N Engl J Med, 2017, 376: 629-640.

6. WU YL, CHENG Y, ZHOU X, et al. Dacomitinib versus gefitinib as first-line treatment for patients with EGFR-mutation-positive non-small-cell lung cancer (ARCHER 1050): a randomised, open-label, phase 3 trial. Lancet Oncol, 2017, 18: 1454-1466.

7. YANG JJ, ZHOU Q, YAN HH, et al. A phase III randomised controlled trial of erlotinib vs gefitinib in advanced non-small cell lung cancer with EGFR mutations. Br J Cancer, 2017, 116: 568-574.

8. RAMALINGAM SS, VANSTEENKISTE J, PLANCHARD D, et al. Overall Survival with Osimertinib in Untreated, EGFR-Mutated Advanced NSCLC. N Engl J Med, 2020, 382: 41-50.

9. ZHAO Y, LIU J, CAI X, et al. Efficacy and safety of first line treatments for patients with advanced epidermal growth factor receptor mutated, non-small cell lung cancer: systematic review and network meta-analysis. BMJ, 2019, 367: l5460.

10. WU YL, TSUBOI M, HE J, et al. Osimertinib in Resected EGFR-Mutated Non-Small-Cell Lung Cancer. N Engl J Med, 2020, 383: 1711-1723.

11. ZHONG WZ, WANG Q, MAO WM, et al. Gefitinib Versus Vinorelbine Plus Cisplatin as Adjuvant Treatment for Stage II-IIIA (N1-N2) EGFR-Mutant NSCLC: Final Overall Survival Analysis of CTONG1104 Phase

Ⅲ Trial. J Clin Oncol, 2021, 39: 713-722.

12. ZHONG WZ, CHEN KN, CHEN C, et al. Erlotinib Versus Gemcitabine Plus Cisplatin as Neoadjuvant Treatment of Stage ⅢA-N2 EGFR-Mutant Non-Small-Cell Lung Cancer (EMERGING-CTONG 1103): A Randomized Phase Ⅱ Study. J Clin Oncol, 2019, 37: 2235-2245.

13. YANG JJ, ZHOU C, HUANG Y, et al. Icotinib versus whole-brain irradiation in patients with EGFR-mutant non-small-cell lung cancer and multiple brain metastases (BRAIN): a multicentre, phase 3, open-label, parallel, randomised controlled trial. Lancet Respir Med, 2017, 5: 707-716.

14. YANG JC, WU YL, SCHULER M, et al. Afatinib versus cisplatin-based chemotherapy for EGFR mutation-positive lung adenocarcinoma (LUX-Lung 3 and LUX-Lung 6): analysis of overall survival data from two randomised, phase 3 trials. Lancet Oncol, 2015, 16: 141-151.

15. MOK TS, WU YL, THONGPRASERT S, et al. Gefitinib or carboplatin-paclitaxel in pulmonary adenocarcinoma. N Engl J Med, 2009; 361: 947-957.

16. GOLDBERG SB, REDMAN MW, LILENBAUM R, et al. Randomized Trial of Afatinib Plus Cetuximab Versus Afatinib Alone for First-Line Treatment of EGFR-Mutant Non-Small-Cell Lung Cancer: Final Results From SWOG S1403. J Clin Oncol, 2020, 38: 4076-4085.

17. HYMAN DM, PUZANOV I, SUBBIAH V, et al. Vemurafenib in Multiple Nonmelanoma Cancers with BRAF V600 Mutations. N Engl J Med, 2015, 373: 726-736.

18. JANJIGIAN YY, SMIT EF, GROEN HJ, et al. Dual inhibition of EGFR with afatinib and cetuximab in kinase inhibitor-resistant EGFR-mutant lung cancer with and without T790M mutations. Cancer Discov, 2014, 4: 1036-1045.

19. PIRKER R, PEREIRA JR, SZCZESNA A, et al. Cetuximab plus chemotherapy in patients with advanced non-small-cell lung cancer (FLEX): an open-label randomised phase Ⅲ trial. Lancet, 2009, 373: 1525-1531.

20. LYNCH TJ, PATEL T, DREISBACH L, et al. Cetuximab and first-line taxane/carboplatin chemotherapy in advanced non-small-cell lung cancer: results of the randomized multicenter phase Ⅲ trial BMS099. J Clin Oncol, 2010, 28: 911-917.

21. THATCHER N, HIRSCH FR, LUFT AV, et al. Necitumumab plus gemcitabine and cisplatin versus gemcitabine and cisplatin alone as first-line therapy in patients with stage Ⅳ squamous non-small-cell lung cancer (SQUIRE): an open-label, randomised, controlled phase 3 trial. Lancet Oncol, 2015; 16: 763-774.

22. YUN J, LEE SH, KIM SY, et al. Antitumor Activity of Amivantamab (JNJ-61186372), an EGFR-MET Bispecific Antibody, in Diverse Models of EGFR Exon 20 Insertion-Driven NSCLC. Cancer Discov, 2020, 10: 1194-1209.

23. LEE CK, DAVIES L, WU YL, et al. Gefitinib or Erlotinib vs Chemotherapy for EGFR Mutation-Positive Lung Cancer: Individual Patient Data Meta-Analysis of Overall Survival. J Natl Cancer Inst, 2017, 109: djw279.

24. ZHOU C, WU YL, CHEN G, et al. Final overall survival results from a randomised, phase Ⅲ study of erlotinib versus chemotherapy as first-line treatment of EGFR mutation-positive advanced non-small-cell lung cancer (OPTIMAL, CTONG-0802). Ann Oncol, 2015, 26: 1877-1883.

25. HAALAND B, TAN PS, DE CASTRO GJ, et al. Meta-analysis of first-line therapies in advanced non-small-cell lung cancer harboring EGFR-activating mutations. J Thorac Oncol, 2014, 9: 805-811.

26. GAO G, REN S, LI A, et al. Epidermal growth factor receptor-tyrosine kinase inhibitor therapy is effective as first-line treatment of advanced non-small-cell lung cancer with mutated EGFR: A meta-analysis from six phase Ⅲ randomized controlled trials. INT J CANCER, 2012, 131: E822-829.

27. FUKUOKA M, WU YL, THONGPRASERT S, et al. Biomarker analyses and final overall survival results from a phase Ⅲ, randomized, open-label, first-line study of gefitinib versus carboplatin/paclitaxel in clinically selected patients with advanced non-small-cell lung cancer in Asia (IPASS). J Clin Oncol, 2011, 29: 2866-2874.

28. WEIDNER KM, SACHS M, BIRCHMEIER W. The Met receptor tyrosine kinase transduces motility, proliferation, and morphogenic signals of scatter factor/hepatocyte growth factor in epithelial cells. J Cell Biol, 1993, 121: 145-154.

29. TRUSOLINO L, BERTOTTI A, COMOGLIO PM. MET signalling: principles and functions in development, organ regeneration and cancer. Nat Rev Mol Cell Biol, 2010, 11: 834-848.

30. NAKAMURA Y, MATSUBARA D, GOTO A, et al. Constitutive activation of c-Met is correlated with c-Met overexpression and dependent on cell-matrix adhesion in lung adenocarcinoma cell lines. Cancer Sci, 2008, 99: 14-22.

31. ONOZATO R, KOSAKA T, KUWANO H, et al. Activation of MET by gene amplification or by splice mutations deleting the juxtamembrane domain in primary resected lung cancers. J Thorac Oncol, 2009, 4: 5-11.

32. SCHILDHAUS HU, SCHULTHEIS AM, RÜSCHOFF J, et al. MET amplification status in therapy-naïve adeno-and squamous cell carcinomas of the lung. Clin Cancer Res, 2015, 21: 907-915.

33. PARK S, CHOI YL, SUNG CO, et al. High MET copy number and MET overexpression: poor outcome in non-small cell lung cancer patients. Histol Histopathol, 2012, 27: 197-207.

34. AWAD MM, OXNARD GR, JACKMAN DM, et al. MET Exon 14 Mutations in Non-Small-Cell Lung Cancer Are Associated With Advanced Age and Stage-Dependent MET Genomic Amplification and c-Met Overexpression. J Clin Oncol, 2016, 34: 721-730.

35. ZHENG D, WANG R, YE T, et al. MET exon 14 skipping defines a unique molecular class of non-small cell lung cancer. Oncotarget, 2016, 7: 41691-41702.

36. LU S, FANG J, LI X, et al. Phase Ⅱ study of savolitinib in patients (pts) with pulmonary sarcomatoid carcinoma (PSC) and other types of non-small cell lung cancer (NSCLC) harboring MET exon 14 skipping mutations (METex14+). J Clin Oncol, 2020, 38: 9519.

37. KUMAGAI S, KOYAMA S, NISHIKAWA H. Antitumour immunity regulated by aberrant ERBB family signalling. Nat Rev Cancer, 2021, 21: 181-197.

38. OXNARD GR, BINDER A, JÄNNE PA. New targetable oncogenes in non-small-cell lung cancer. J Clin Oncol, 2013, 31: 1097-1104.

39. PAO W, GIRARD N. New driver mutations in non-small-cell lung cancer. Lancet Oncol, 2011, 12: 175-180.

40. ZHOU C, LI X, WANG Q, et al. Pyrotinib in HER2-Mutant Advanced Lung Adenocarcinoma After Platinum-Based Chemotherapy: A Multicenter, Open-Label, Single-Arm, Phase Ⅱ Study. J Clin Oncol, 2020, 38: 2753-2761.

41. ROLFO C, RUSSO A. HER2 Mutations in Non-Small Cell Lung Cancer: A Herculean Effort to Hit the Target. Cancer Discov, 2020, 10: 643-645.

42. STEPHENS P, HUNTER C, BIGNELL G, et al. Lung cancer: intragenic ERBB2 kinase mutations in tumours. Nature, 2004, 431: 525-526.

43. MAZIÈRES J, PETERS S, LEPAGE B, et al. Lung cancer that harbors an HER2 mutation: epidemiologic characteristics and therapeutic perspectives. J Clin Oncol, 2013, 31: 1997-2003.

44. ILLEI PB, BELCHIS D, TSENG LH, et al. Clinical mutational profiling of 1006 lung cancers by next generation sequencing. Oncotarget, 2017, 8: 96684-96696.

45. PILLAI RN, BEHERA M, BERRY LD, et al. HER2 mutations in lung adenocarcinomas: A report from the Lung Cancer Mutation Consortium. Cancer-Am Cancer Soc, 2017, 123: 4099-4105.

46. WEI XW, GAO X, ZHANG XC, et al. Mutational landscape and characteristics of ERBB2 in non-small cell lung cancer. Thorac Cancer, 2020, 11: 1512-1521.

47. KWAK EL, BANG YJ, CAMIDGE DR, et al. Anaplastic lymphoma kinase inhibition in non-small-cell lung cancer. N Engl J Med, 2010, 363: 1693-1703.

48. LIN JJ, SHAW AT. Recent Advances in Targeting ROS1 in Lung Cancer. J Thorac Oncol, 2017, 12: 1611-1625.

49. COCCO E, SCALTRITI M, DRILON A. NTRK fusion-positive cancers and TRK inhibitor therapy. Nat Rev clin Oncol, 2018, 15: 731-747.

50. DRILON A, HU ZI, LAI G, et al. Targeting RET-driven cancers: lessons from evolving preclinical and clinical landscapes. Nat Rev Clin oncol, 2018, 15: 151-167.

51. TAKAHASHI S. Vascular endothelial growth factor (VEGF), VEGF receptors and their inhibitors for antiangiogenic tumor therapy. Biol Pharm Bull, 2011, 34: 1785-1788.

52. FAN Y, ZHAO J, WANG Q, et al. Camrelizumab Plus Apatinib in Extensive-Stage SCLC (PASSION): A Multicenter, Two-Stage, Phase 2 Trial. J Thorac Oncol, 2021, 16: 299-309.

53. RECK M, RODRÍGUEZ-A, BREU D, ROBINSON AG, et al. Pembrolizumab versus Chemotherapy for PD-L1-Positive Non-Small-Cell Lung Cancer. N Engl J Med, 2016, 375: 1823-1833.

54. HELLMANN MD, RIZVI NA, GOLDMAN JW, et al. Nivolumab plus ipilimumab as first-line treatment for advanced non-small-cell lung cancer (CheckMate 012): results of an open-label, phase 1, multicohort study. Lancet Oncol, 2017, 18: 31-41.

55. GANDHI L, RODRÍGUEZ-ABREU D, GADGEEL S, et al. Pembrolizumab plus Chemotherapy in Metastatic Non-Small-Cell Lung Cancer. N Engl J Med, 2018, 378: 2078-2092.

56. PAZ-ARES L, LUFT A, VICENTE D, et al. Pembrolizumab plus Chemotherapy for Squamous Non-Small-Cell Lung Cancer. N Engl J Med, 2018, 379: 2040-2051.

57. WEST H, MCCLEOD M, HUSSEIN M, et al. Atezolizumab in combination with carboplatin plus nab-paclitaxel chemotherapy compared with chemotherapy alone as first-line treatment for metastatic non-squamous non-small-cell lung cancer (IMpower130): a multicentre, randomised, open-label, phase 3 trial. Lancet Oncol, 2019, 20: 924-937.

58. RECK M, MOK T, NISHIO M, et al. Atezolizumab plus bevacizumab and chemotherapy in non-small-cell lung cancer (IMpower150): key subgroup analyses of patients with EGFR mutations or baseline liver metastases in a randomised, open-label phase 3 trial. Lancet Respir Med, 2019, 7: 387-401.

59. ANTONIA SJ, VILLEGAS A, DANIEL D, et al. Durvalumab after Chemoradiotherapy in Stage Ⅲ Non-Small-Cell Lung Cancer. N Engl J Med, 2017, 377: 1919-1929.

60. GARASSINO MC, CHO BC, KIM JH, et al. Final overall survival and safety update for durvalumab in third- or later-line advanced NSCLC: The phase Ⅱ ATLANTIC study. Lung Cancer, 2020, 147: 137-142.

三、结　　语

通过对 2019—2020 年度已发表结果的和正在进行的临床研究的全面分析,我们看到中国研究者主导或参与的临床研究结果进一步优化了靶向治疗在晚期非小细胞肺癌中的临床实践,EGFR 和 ALK 仍是主要的靶点,罕见突变包括 *ALK* 融合、*NTRK* 融合、*ROS1* 融合、*HER2* 突变、*MET exon14* 跳跃突变肺癌的治疗也得到明显的突破。凭借大型Ⅲ期随机对照研究的阳性结果,国产 PD-1 抑制剂进入临床势在必行。正在进行的临床试验主要集中于靶向或免疫治疗在辅助和新辅助治疗中的应用,包括克服靶向治疗耐药,联合治疗,特别是靶向联合抗血管生成治疗、免疫联合化疗或抗血管生成等。新药,包括小分子 TKI、单克隆抗体、双特异性抗体、抗体偶联药物和新的免疫检查点抑制剂预计成为未来新的突破点。中国研究者参与的国内和国际多中心临床试验越来越多,甚至成为引领者,新药的早期临床试验也在中国广泛开展,虽然不乏"me too"和"me better"的药物,但也提示中国肺癌领域药物临床研发逐渐从仿制药向创新药转型,越来越多的中国研究者和患者进入早期临床试验,最终将会推动肿瘤药物的发展,以及肿瘤患者生存期延长,使得肺癌真正成为慢性病。